姿勢から介入する 摂食嚥下

脳卒中患者のリハビリテーション

監修 **森若文雄**
北祐会神経内科病院 院長

編集 **内田　学**
東京医療学院大学 保健医療学部
リハビリテーション学科 理学療法学専攻 准教授

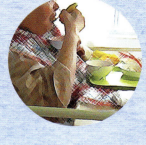

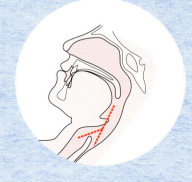

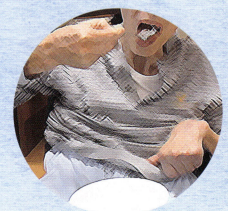

MEDICAL VIEW

Posture correction for dysphagia: Rehabilitation of patients with stroke
(ISBN 978-4-7583-1904-1 C3047)

Chief Editor:　Fumio Moriwaka
Editor:　　　　Manabu Uchida

2017.9.1　1st ed.

©MEDICAL VIEW, 2017
Printed and Bound in Japan

Medical View Co., Ltd.
2-30 Ichigayahonmuracho, Shinjyukuku, Tokyo, 162-0845, Japan
E-mail　ed@medicalview.co.jp

編集の序

　National institute of neurological disorders and stroke；NINDS-Ⅲ分類において，脳卒中は脳梗塞，脳内出血，くも膜下出血，その他に分類され，他の疾患に比べて嚥下障害の発生率が高い疾患である。急性期に限らず嚥下障害による誤嚥性肺炎の発症で，全身状態を悪化させる特徴がある。急性期での嚥下障害は30〜60％程度出現し，そのなかで呼吸器感染症を発生させる割合は22％といわれており，発症によりリハビリテーションの進行が遅れやすくなることから誤嚥の予防は管理上非常に重要である。

　『脳卒中治療ガイドライン2015』では，「十分なリスク管理のもとにできるだけ発症早期から積極的なリハビリテーションを行うことが強く勧められる（**グレードA**）。その内容には，早期座位・立位，装具を用いた歩行訓練，摂食・嚥下訓練，セルフケア訓練などが含まれる」と示されている。

　ガイドラインのなかでは，包括的なリハビリテーションが推奨されているが，現状は言語聴覚士だけの単独介入になっている印象がある。理学療法士と作業療法士はともにリハビリテーションの専門職であるが，摂食嚥下障害に関しては苦手意識が強く，積極的な参加はなされていない。基本動作や歩行，日常生活動作などの障害に関しては運動機能や高次脳機能などを専門的に評価し妥当な介入がなされているが，摂食嚥下という活動に関しては言語聴覚士任せになってしまっている。

　治療として多く目にする介入は，口腔ケアや嚥下筋に対する筋力増強，対症療法などが中心である。この治療には，片麻痺特有にみられる姿勢調節障害を背景にした全身の機能は反映されておらず，咽頭・喉頭から口腔までの限局的な介入がほとんどである。咽頭や喉頭は最上部に位置する運動機関として捉えるべきであり，抗重力位のなかでは骨盤帯や体幹の位置に左右されるということは認識がなされていない。嚥下は運動の一部であり，嚥下機能は運動機能であることから，より良い運動機能の発揮をめざすことで嚥下障害も改善されるものである。

　本書は，脳卒中患者に出現する嚥下障害について姿勢調節異常という観点から解説し，摂食行為における評価と介入の具体例について紹介する。言語聴覚士としての介入方法はもちろんのことであるが，理学療法士や作業療法士が関与する必要のある姿勢と摂食嚥下の視点について多く紹介する。

　この領域における知見はまだまだ不足しており，今後もますますの経験が凝集され，いっそう発展していくことが期待される。臨床での可能性を多く含んでおり，本書の内容がリハビリテーションサービスの向上に繋がることを期待している。

2017年7月

東京医療学院大学　内田　学

執筆者一覧

監修

森若文雄　　　北祐会神経内科病院 院長

編集

内田　学　　　東京医療学院大学 保健医療学部 リハビリテーション学科 理学療法学専攻 准教授

執筆者(掲載順)

山口育子　　　東京医療学院大学 保健医療学部 リハビリテーション学科 講師

高橋浩平　　　田村外科病院 リハビリテーション科

最上谷拓磨　　聖マリアンナ医科大学 横浜市西部病院 リハビリテーション部

藤田賢一　　　北祐会神経内科病院 リハビリテーション部

相原元気　　　相模原南病院 リハビリテーション科

酒井康成　　　信州大学医学部附属病院 リハビリテーション部

山鹿隆義　　　信州大学医学部附属病院 リハビリテーション部

内田　学　　　東京医療学院大学 保健医療学部 リハビリテーション学科 理学療法学専攻 准教授

水野智仁　　　姫路獨協大学 医療保健学部 理学療法学科

井上姫花　　　北原国際病院 リハビリテーション科

菊池昌代　　　正風病院 リハビリテーション室

香川健太郎　　正風病院 リハビリテーション室 室長

CONTENTS

1章 脳卒中患者における誤嚥の現状　山口育子 ……… 2

- 脳卒中 ……… 2
- 脳卒中患者の摂食・嚥下障害のとらえ方 ……… 2
- 脳卒中の病態による特徴 ……… 3
- 時期区分による摂食・嚥下障害の現状 ……… 3
  - 急性期
  - 回復期
  - 慢性期（生活期）
- 摂食・嚥下障害の経過と予後予測 ……… 6
- まとめ ……… 6

2章 脳卒中患者における低栄養の現状　高橋浩平 ……… 8

- はじめに ……… 8
- 低栄養とは ……… 8
  - 1. 社会生活環境に関連した低栄養：飢餓
  - 2. 急性疾患および損傷に関連した低栄養：侵襲
  - 3. 慢性疾患に関連した低栄養：悪液質
- 脳卒中における低栄養の現状 ……… 11
  - 急性期脳卒中患者における低栄養の割合
  - 回復期脳卒中患者における低栄養の割合
  - 維持期脳卒中患者における低栄養の割合
- 脳卒中における低栄養のリスク因子 ……… 12
- 脳卒中と肥満 ……… 13
- 栄養評価方法 ……… 13
  - 栄養スクリーニング
- 脳卒中における栄養介入効果 ……… 18
- おわりに ……… 18

3章 脳卒中患者に生じる摂食嚥下障害　最上谷拓磨 ……… 20

- 正常嚥下のメカニズム―摂食嚥下機能の概論 ……… 20
  - ①先行期（認知期）
  - ②準備期（咀嚼期）
  - ③口腔期（嚥下第1期）
  - ④咽頭期（嚥下第2期）
  - ⑤食道期（嚥下第3期）
- 摂食嚥下の運動様式と神経生理学 ……… 22
  - ①先行期
  - ②準備期

   ③口腔期
   ④咽頭期
   ⑤食道期
  脳卒中患者が摂食嚥下障害を起こすメカニズム ･･････････ 28
   摂食行動の動機付けの障害
   先行期（認知期）の障害
   準備期（咀嚼期）の障害
   口腔期の障害
   咽頭期の障害
   食道期の障害

4章 脳卒中患者の嚥下障害の評価　山口育子 ･････ 35

問診とフィジカルアセスメント ･････････････････ 35
   問診
   フィジカルアセスメント

スクリーニング検査 ･････････････････････････ 39
   改訂水飲み試験（MWST）
   反復唾液嚥下試験（RSST）
   食物テスト（FT）
   頸部聴診法

機器を用いた検査 ･･･････････････････････････ 42
   嚥下造影検査（VF）
   嚥下内視鏡検査（VE）
   超音波画像診断

総合的な嚥下能力評価 ･･･････････････････････ 43

まとめ ･････････････････････････････････････ 47

5章 STの視点からみた嚥下練習 ････････････････ 48
1. 一般的に実施される脳卒中患者の嚥下練習　藤田賢一 ････ 48

間接訓練 ･･･････････････････････････････････ 48
   口腔器官のアプローチ
   咽頭や喉頭，食道入口部のアプローチ

直接訓練 ･･･････････････････････････････････ 55
   環境の設定
   食形態の設定
   代償手段

咳嗽の練習 ･････････････････････････････････ 56

2. STが感じる嚥下障害の難しさ　相原元気 ･･････ 57

摂食嚥下評価とその重要性 ･････････････････････ 57
言語聴覚士の摂食嚥下領域での役割 ･････････････ 58

実際の評価・訓練場面 ··· 59
　　　　症例 1
　　　　症例 2
　　摂食嚥下障害への介入の難しさ ··· 63
　　医療保険，介護保険の改定から見えてくるもの ······························ 64

6章 姿勢と嚥下の関係　酒井康成，山鹿隆義　　67

　　嚥下動作と姿勢による嚥下筋活動の変化 ·· 68
　　各嚥下期における姿勢の影響 ·· 70
　　　　認知期
　　　　準備期・口腔期
　　　　咽頭期・食道期
　　脳卒中患者の姿勢と嚥下，姿勢管理による治療 ································ 75
　　姿勢管理が嚥下動態および誤嚥に与える影響 ·································· 76
　　　　リクライニング座位
　　　　頭頸部回旋
　　　　頸部屈曲位
　　　　各姿勢の組み合わせ効果

7章 脳卒中患者の姿勢調節障害　内田　学　　80

　　姿勢調節（postural control）·· 80
　　　　反射の統合レベルの違いによる姿勢反射の分類
　　　　姿勢バランス
　　脳卒中による姿勢調節異常 ··· 86
　　脳卒中患者における姿勢調節異常と摂食嚥下機能 ···························· 90
　　　　姿勢調節異常と顎関節運動
　　　　姿勢調節異常と舌運動障害
　　　　姿勢と逆流性食道炎
　　まとめ ··· 95

8章 脳卒中患者に対する姿勢調節と嚥下練習の意義　内田　学　　98

　　摂食と姿勢 ·· 99
　　　　正常な摂食行為（上肢操作）
　　　　脳卒中にみられる姿勢異常と摂食動作
　　　　姿勢の異常と嚥下筋活動
　　　　姿勢の異常と誤嚥
　　嚥下を意識した姿勢調節の方法 ··· 104
　　　　症例紹介
　　まとめ ·· 112

9章 姿勢を意識した嚥下練習の実際

1. バランス障害：体幹機能と嚥下障害の関連　　水野智仁　……… 113

体幹機能と嚥下障害の関連　……… 113
病期別で姿勢を意識した嚥下練習　……… 113
　急性期
　回復期，長期療養期
体幹機能の改善を目的とした運動療法　……… 114
　座位保持に介助を要する場合
　動的な座位保持に移行
おわりに　……… 119

2. 低緊張患者：弛緩性麻痺が及ぼす嚥下障害　　井上姫花　……… 120

弛緩性麻痺とは　……… 120
弛緩性麻痺の影響　……… 120
　弛緩性麻痺が身体に及ぼす影響
　弛緩性麻痺が座位姿勢に及ぼす影響
　弛緩性麻痺が食事動作に及ぼす影響
　弛緩性麻痺が頭頸部機能に及ぼす影響
リハビリテーションの実際　……… 124
　発症後数日間，どんな訓練をするか
　症例紹介
まとめ　……… 128

3. 痙性麻痺患者　　水野智仁　……… 129

頭頸部機能と嚥下障害の関連　……… 129
病期別で姿勢を意識した嚥下練習　……… 130
　急性期
　回復期，長期療養期
頭頸部機能の改善を目的とした運動療法　……… 131
　頭頸部の過緊張による関節可動域制限に対するアプローチ
　頭頸部の姿勢保持に対するアプローチ
　嚥下関連筋の筋力強化に対するアプローチ
おわりに　……… 135

10章 脳卒中患者に対するシーティング　　最上谷拓磨　……… 136

シーティングの目的　……… 136
　脳卒中患者の摂食嚥下障害に寄与する姿勢，環境

シーティングの方法 …………………………………………………………………… 141
　　　　摂食嚥下に有利な基本姿勢
　　　　シーティングを必要とする原因と対応

11章 食事環境が引き起こす嚥下の問題点　菊池昌代，香川健太郎 …… 148

　　脳卒中患者の食事環境 …………………………………………………………………… 148
　　脳卒中患者の座位バランス障害 ………………………………………………………… 148
　　摂食動作における上肢の巧緻性と座位バランス ……………………………………… 149
　　　　道具の把持
　　　　食物の把持（つかむ・挟む）
　　　　食物の運搬
　　脳卒中患者の摂食動作の問題点 ………………………………………………………… 150
　　食事環境の設定 …………………………………………………………………………… 150
　　　　テーブルの高さ
　　　　食器の位置
　　　　操作物の選定
　　　　福祉用具の活用
　　まとめ ……………………………………………………………………………………… 155

12章 食事動作が引き起こす嚥下の問題点　相原元気 …………………………… 156

　　はじめに …………………………………………………………………………………… 156
　　嚥下機能と姿勢の関係 …………………………………………………………………… 156
　　食事動作と嚥下機能の問題点 …………………………………………………………… 157
　　　　経口摂取場面をどのように捉えるべきか
　　症例を通しての嚥下と姿勢，食事動作の関係 ………………………………………… 158
　　　　症例1
　　　　症例2

13章 食事場面における作業療法の実際　菊池昌代，香川健太郎 …………… 166

　　はじめに …………………………………………………………………………………… 166
　　症例報告：脳梗塞後遺症－低緊張 ……………………………………………………… 166
　　食事動作の問題点 ………………………………………………………………………… 167
　　食事動作の改善のポイント ……………………………………………………………… 169
　　　　前方リーチ動作
　　　　健側方向へのリーチ動作
　　　　麻痺側方向へのリーチ動作
　　　　健側の下肢挙上能力
　　食事動作における評価のまとめ ………………………………………………………… 172
　　治療介入の具体例 ………………………………………………………………………… 172

姿勢調節としての座位バランスを確立
　　　骨盤帯や体幹の安定性を保証させたなかで，健側上肢を食事動作に参加させる運動性を確立
　　　立位作業課題による姿勢調節機能の再構築
　　　食事場面での手と口の協応関係を構築
　　　治療効果
　食事場面の変化 …………………………………………………………………………… 178
　まとめ ……………………………………………………………………………………… 179

14章 脳卒中患者における呼吸機能と嚥下の関係性　　酒井康成 …… 180

　呼吸中枢と嚥下中枢 ……………………………………………………………………… 180
　脳卒中患者における呼吸機能の特徴 …………………………………………………… 180
　脳卒中患者の姿勢の違いによる呼吸機能の変化 ……………………………………… 182
　呼吸機能と嚥下機能の関係 ……………………………………………………………… 183
　　　呼吸機能と嚥下の関係性
　　　呼吸運動と嚥下の協調性
　人工呼吸器関連肺炎との関係 …………………………………………………………… 186
　　　予防肢位
　　　人工呼吸器離脱後の嚥下障害
　摂食・嚥下障害患者における呼吸機能評価と呼吸理学療法 ………………………… 187

15章 チームで介入する，脳卒中患者に対する摂食嚥下リハビリテーション　　香川健太郎 …… 189

　はじめに …………………………………………………………………………………… 189
　チームアプローチの意義 ………………………………………………………………… 190
　　　摂食・嚥下は局所機能と全身機能で成立
　　　誤嚥性肺炎のリスクが高い
　　　検査の必要性
　　　栄養管理
　各時期における摂食・嚥下リハビリテーション ……………………………………… 194
　　　急性期での摂食・嚥下アプローチ
　　　回復期での摂食・嚥下アプローチ
　　　維持期での摂食・嚥下アプローチ
　最後に ……………………………………………………………………………………… 204

　索引 ………………………………………………………………………………………… 206

姿勢から介入する摂食嚥下

1章 脳卒中患者における誤嚥の現状	10章 脳卒中患者に対するシーティング
2章 脳卒中患者における低栄養の現状	11章 食事環境が引き起こす嚥下の問題点
3章 脳卒中患者に生じる摂食嚥下障害	12章 食事動作が引き起こす嚥下の問題点
4章 脳卒中患者の嚥下障害の評価	13章 食事場面における作業療法の実際
5章 STの視点からみた嚥下練習	14章 脳卒中患者における呼吸機能と嚥下の関係性
6章 姿勢と嚥下の関係	15章 チームで介入する，脳卒中患者に対する摂食嚥下リハビリテーション
7章 脳卒中患者の姿勢調節障害	
8章 脳卒中患者に対する姿勢調節と嚥下練習の意義	
9章 姿勢を意識した嚥下練習の実際	

1章 脳卒中患者における誤嚥の現状

山口育子

脳卒中

　現在，脳卒中は日本人の死亡原因の第4位，要介護の原因の第1位となっている[1,2]。脳卒中の近年の傾向としては，発症年齢の高齢化と生存率の改善が挙げられる。発症5年後における生存率は40〜50％，10年後は約20％と推定される[3]。また日常生活活動（Activity of Daily Living；ADL）に関しては，発症5年後で60〜70％は歩行が自立しているが，その一方で約10％が入院・入所となり，数％が在宅で寝たきり，全体の20％近くが全介助状態となっている[3]。

　脳卒中は，救急体制と治療水準の進歩に伴い，疾病そのもので命を落とす患者は著しく減少したが，医療，介護福祉の現場ともに，急性期から回復期を経て維持期（生活期）に至るまでのすべての治療経過で適切な対応をとる必要性が高く，機能改善のみならずADLの維持・向上や，合併症や再発の予防に取り組まなくてはならない疾患となっている。

脳卒中患者の摂食・嚥下障害のとらえ方

　脳卒中は脳の障害部位によって，四肢，体幹の運動麻痺，感覚麻痺，高次脳機能障害，バランス障害など多岐にわたってさまざまな症状を呈する。症状の一つである摂食・嚥下障害は，特に急性期では脳の障害の直接的な原因として出現する頻度は高く，経管栄養が必要となる症例も少なくない。脳卒中は嚥下障害の原疾患としても最多のものであり[4]，胃瘻の原疾患の過半数を占める[5]。また，急性期に限らず嚥下障害が要因となって誤嚥性肺炎を発症することにより，全身状態の悪化や身体機能の回復を阻害することとなる。現在，日本人の死亡原因の第3位は肺炎となっているが，その多くは誤嚥性肺炎が原因である。

　脳卒中における摂食・嚥下障害を捉えるには，意識障害，認知障害，心理的要因，口腔機能としての咀嚼運動の障害などによる「摂食機能の障害」と，嚥下機能である嚥下知覚・運動の障害による「嚥下機能の障害」の両者を念頭に置いて考えるとよい。脳卒中患者の摂食機能，嚥下機能のどこに問題が生じているのかを的確に評価してマネージメントをすることは，予後を規定するためにも欠かすことのできない重要な課題の一つといえる。

　従来，摂食・嚥下障害に対する対応としては言語聴覚士が直接治療を展開し，口腔ケアや声帯筋や嚥下筋のトレーニングなどを中心に実施してきた。一方，理学療法士は誤嚥性肺炎に対する呼吸理学療法の場面や廃用症候群の予防で対応することが多かった。しかし近年は，摂食機能と呼吸との関係や嚥下機能と頸部体幹機能との関係，嚥下筋活動と姿勢との関係に対する認識が高まり，それに対応する理学療法士や作業療法士の専門性が期待されてきている。また，直接的に食事場面に関わる看護師や介護福祉士の摂食方法や誤嚥時の対応なども大変重要である。急性期，回復期，生活期と経時的に変化する摂食・嚥下

機能に対して，直接的な治療を行うとともに二次障害を予防するには，医師，看護師，理学療法士，作業療法士，介護福祉士など他職種と共同で対象者の問題に関わることが重要である。

脳卒中の病態による特徴

脳血管障害のNational Institute of Neurological Disorders and Stroke；NINDS-Ⅲ分類において，脳卒中は脳梗塞，脳内出血，くも膜下出血，その他に分類されるが，いずれも摂食・嚥下障害を起こす病態としては仮性球麻痺，球麻痺，大脳病変の3つの要因が考えられる。一般的に大脳病変よりも脳幹部病変，初発より再発のほうが摂食・嚥下障害の重症度は高い。また，解剖学的特徴として，嚥下を制御する中枢は延髄網様体に存在し，意識レベルを覚醒に保つ網様体と密接な関係がある。よって，急性期に意識レベルが低下するような広範な脳卒中では，一時的なものにかかわらず嚥下障害を伴う可能性が高い。

時期区分による摂食・嚥下障害の現状

脳卒中患者は嚥下機能に直接的に障害をきたすことが多く，40〜70％は何らかの嚥下障害が認められるといわれる[6, 7]。しかし，その多くは発症数日〜1カ月程度で比較的速やかに改善し，重度な嚥下障害が慢性期まで残存する例は約10％程度と報告されている[8, 9]。小口らは，脳卒中における摂食・嚥下障害においてはいくつかの回復過程のパターンが存在すると述べている[10]（図1）。どのパターンにおいても，時間経過や時期ごとに，摂食・嚥下障害の特徴を捉え，回復を阻害する因子，促進する因子を理解する必要がある。ここでは，時期区分ごとの摂食・嚥下障害の現状データを示す。

図1　脳卒中の摂食・嚥下障害の回復過程例

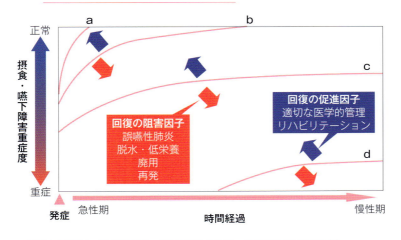

a：発症と同時に一過性に摂食・嚥下障害が生じ，急速に正常化する例
b：発症から数週間で正常化する例
c：程度は回復するものの摂食・嚥下障害が持続する例
d：発症後最重症が持続したあと回復がみられるが，長期的に摂食・嚥下障害が持続する例

文献10）より引用

急性期

　急性期での摂食・嚥下障害は30〜60％にみられるが，多くは仮性球麻痺であり，脳の損傷としては非常に広範である。両側性の脳卒中では片側性の2倍，両側に神経症状を呈する患者の70％に嚥下障害が存在するという報告[11]もあり，多発病巣を呈する場合は嚥下機能に対する注意が必要である。さらに，脳幹梗塞やうつ状態は誤嚥の大きなリスクであると報告されている[12]。

　この時期は神経症候増悪，誤嚥，肺塞栓などの事故リスクを抱えている。呼吸器感染症発生の頻度は脳卒中患者の22％である[13]が，誤嚥を原因とする誤嚥性肺炎が多く生命予後をも左右する。誤嚥性肺炎を最も注意すべき時期は発症後7日以内といわれ，防止策としては早期の嚥下機能評価と体位ドレナージ，口腔ケアといわれている[14]。Martinoらは，嚥下障害のある場合の肺炎の相対危険度は3.17，誤嚥のある場合の相対危険度は11.56としている[15]。また，脳の直接的な障害による嚥下障害は一時的に避けられないとしても，この期間に口腔ケアを充実させることは重要である。発症当初からの1日3回以上の口腔ケアと意識障害改善後，早期からの経口摂取の開始が肺炎発症を減少させ嚥下機能を改善させたという報告もある[16]。

　脳卒中における嚥下障害は時間の経過とともに改善が期待できることから，急性期においては二次的な誤嚥性肺炎を発生させずになるべく臥床期間を作らず，早期からリハビリテーションを開始することが重要なことである。『脳卒中治療ガイドライン2015』では，「十分なリスク管理のもとにできるだけ発症早期から積極的なリハビリテーションを行うことが強く勧められる（**グレードA**）。その内容には，早期座位・立位，装具を用いた歩行訓練，摂食・嚥下訓練，セルフケア訓練などが含まれる」[12]と示されている。つまり十分なリスク管理のもと，医学的に可能なら発症から24〜48時間以内に座位・立位をとり，摂食・嚥下やセルフケアを含めた可能な限りの日常生活を速やかに開始することが重要である。

回復期

　『脳卒中治療ガイドライン2015』では脳卒中に伴う嚥下障害のため，発症から1カ月以上経口摂取が困難な場合には胃瘻での栄養管理が推奨されている[12]。一方，回復期リハ病棟の多施設調査によると，経管栄養の状態で回復期リハ病棟に入院した脳卒中患者の71％は退院までに何らかの食事摂取が可能となり，53％は3食経口摂取可能となり経管栄養から離脱できたとの報告もある[17]。つまり，摂食・嚥下障害による誤嚥や低栄養を回避するために一時的に必要な措置を取ることもあるが，回復期において適切で十分な嚥下リハビリテーションを実施することで，経口摂取も可能となりうる。

　また，この時期における脳卒中患者の呼吸器感染症を合併する頻度は13％との報告もある[13]。誤嚥性肺炎を予防するための口腔ケアに関しては，高畠らは，脳卒中患者は急性期病院退院時の69.4％に口腔ケアの介助が必要であり，回復期でのリハビリテーションによる身体機能の改善に伴ってその比率は減少するが，回復期病院退院時でも41.9％もの多くに口腔ケア要介助者が残存していたと報告している[18]。回復期病院退院時の口腔ケア要介助の要因は主に，高齢であること，入院時の重症度が高いことが明らかにされている。このように，回復期病院退院時にも半数近くの患者で口腔ケアに介助を要することは，この後に続く生活期においての脳卒中ケアやリハビリテーションを実施するうえで特に重要な

視点である。

　脳卒中回復期は，運動麻痺やなどの身体機能に限らず，摂食・嚥下機能・能力の大きな改善が見込まれる時期といえる。歯科医師・歯科衛生士・栄養士などの専門家を含む多職種で口腔ケア，体力向上，栄養管理などにアプローチしていく必要がある。

慢性期（生活期）

　この時期においては急性期から回復期のリハビリテーションで再獲得された摂食・嚥下機能をいかに維持・向上するかが重要な課題といえる。しかし脳卒中が原因で特異的に起こる直接的で局所的な摂食・嚥下機能のみに目を向けるのではなく，患者は長期療養によって加齢と廃用の影響を受けることを考慮する必要がある。

　生理的な加齢の影響は，呼吸機能・呼吸筋力，および全身筋力や運動耐容能を低下させる。筋力の低下は円背や側彎など姿勢保持能力にも影響を及ぼし，呼吸器系の機能低下は誤嚥時の咳嗽や排痰能力に影響を及ぼす。当然，加齢により摂食・嚥下の各機能やこれらの協調性も低下する。廃用はこれらの加齢の影響に拍車をかけることになる。そのため，患者の機能・能力は変化するものとして全体像を捉えなくてはならない。

　実際，在宅や施設では，経口摂取が危険な状態に変化しているにもかかわらず，やむを得ず経口摂取を続けているケースも多い。その一方で，胃瘻を造設した患者の追跡調査により，約7割が条件付きではあるが経口摂取が可能であったとの報告も存在する。脳卒中患者のこの時期での呼吸器感染症の発生頻度は23％となり，18～30カ月では29％と回復期のそれより高率になってくる[13]。そのため，医師，看護師，理学療法士，作業療法士，介護福祉士などが協力し合い，ポジショニングや呼吸練習，食事場面の環境設定，口腔ケアなど，問題となる多くの症状をともに共有し，より安全な摂食・嚥下機能をめざす必要がある。

　脳卒中患者に限ったデータではないが，要介護度と摂食・嚥下の問題に関して，要介護度が重度化するにしたがって咀嚼の状態は「やわらかいものなら噛める」「ほとんど噛めない」に移行していき，嚥下の状態は「見守り」が増加する。このことからも，維持期において摂食・嚥下機能を維持・向上を目的にアプローチすることが，脳卒中の重度化予防に重要である。

摂食・嚥下障害の経過と予後予測

　近年では，早期に経口摂取能力を予測すること，合併症管理の面からも将来の嚥下障害の予測をすることの重要性が認知されている[19]。

　Mannらは128例の初発脳卒中症例を対象に，嚥下能力を3日目と10日目に評価し，6カ月間経過観察をしている。結果，初期には臨床的評価で51％，嚥下造影検査で64％が嚥下能力の異常を認めたが，112例の生存者のうち87％が脳卒中発症前の食形態摂取が可能となっていた。臨床的評価による嚥下障害は50％で残存していたとしている[7]。

　寺岡らは，くも膜下出血を除く脳卒中220例を対象に，退院時の経口摂取の可能性を予測している。退院時の経口摂取能力を予測する因子は，嚥下造影検査での誤嚥（検査中に1回でも誤嚥がある），画像上両側病変がある，分離していない片麻痺の存在の3つであったとしている。これら3つの予測因子のうち1つでも該当する場合は90％以上，2つなら75～80％，3つともあるならば約50％の症例が経口摂取可能となると予想している[20]。

　Otoらは，回復期リハ病院の入院時に非経口栄養であった脳卒中患者30症例を対象に，嚥下障害の予後予測には年齢が最も重要な因子であること，急性期病院での入院期間と入院時の身体・認知機能も嚥下障害の予後に影響を及ぼすことを報告している[21]。

　武田らは時間経過について，脳卒中患者47例を対象に，脳卒中の嚥下障害の改善が発症後6～16週まで穏やかに認められたことを報告している。タイプ別では脳出血では発症6週から急速に改善したが，脳梗塞とくも膜下出血の患者では発症後8週頃より改善したこと，脳梗塞は8週間以降も穏やかに改善していたが，くも膜下出血では著明な改善は認めなかったことを報告し，脳卒中の嚥下障害の予後を考えるうえでは，少なくとも発症後16週を経過するまでは改善を期待し積極的な嚥下訓練が必要とされている[22]。

まとめ

　脳卒中患者の主たる臨床症状は，運動麻痺，感覚麻痺，高次脳機能障害，精神障害などが代表的である。今日の脳卒中患者に対するリハビリテーションは，これらを背景とした動作障害，日常生活動作障害に対する介入が中心となっている印象がある。アウトカムとしての目標も，歩行能力や日常生活動作能力が多く，摂食嚥下機能についての議論はなされにくい現状である。脳卒中患者における摂食嚥下障害は高頻度で出現し，生命予後を左右する誤嚥性肺炎も多く出現することが報告されている。したがって，代表的な臨床症状にのみ目を向けた歩行練習や動作練習などに固執するのではなく，摂食嚥下機能にも着眼点を置いた適切な評価と具体的な介入がなされるべきである。

●文献

1) 厚生労働省：平成27年人口動態統計月報年計（概数）の概況（http://www.mhlw.go.jp/toukei/saikin/hw/jinkou/geppo/nengai15/）.
2) 厚生労働省：平成25年国民生活基礎調査の概要（http://www.mhlw.go.jp/toukei/saikin/hw/k-tyosa/k-tyosa13/）.
3) 佐伯 覚ほか：特集 リハビリテーションを受けたあと－その長期予後は？ 脳卒中．J Clin Rehabil 15 (9)：818-823, 2006.
4) Baba M, et al.：Dysphagia rehabilitation in Japan. Phys Med Rehabil Clin N Am 19：929-938, 2008.
5) Suzuki Y, et al.：Survival of geriatric patients after percutaneous endoscopic gastrostomy in Japan. World J Gastroenterol 28：5084-5091, 2010.
6) Jauch EC, et al.：Guidelines for early management of patients with acute ischemic stroke. A guideline for healthcare professionals from the American Heart Association/American Stroke Association. Stroke 44：870-947, 2013.
7) Mann G, et al.：Swallowing function after stroke: prognosis and prognostic factors at 6 months. Stroke 30：744-748, 1999.
8) Barer DH：Natural history and functional consequences of dysphagia after hemispheric stroke. J Neurol Neurosurg Psychiatry 52：236-241, 1989.
9) Daniels SK, et al.：Aspiration in patients with acute stroke. Arch Phys Med Rehabil 79：14-19, 1998.
10) 小口和代ほか：脳卒中患者の摂食・嚥下障害のリハビリテーション．臨牀と研究 82 (10)：1711-1715, 2005.
11) Veis SL, et al.：Swallowing disorders in persons with cerebrovascular accident. Arch Phys Med Rehabil 66 (6)：372-375, 1985.
12) 日本脳卒中学会 脳卒中ガイドライン委員会：脳卒中治療ガイドライン 2015, 277-278, 協和企画, 2015.
13) Langhorne P, et al.：Medical complications after stroke: a multicenter study. Stroke 31：1223-1229, 2000.
14) 高橋哲也 編：理学療法NAVI ここで差がつく背景疾患別理学療法Q&A, 7, 医学書院, 2016.
15) Martino R, et al.：Dysphagia after stroke: incidence, diagnosis, and pulmonary complications. Stroke 36：2756-2763, 2005.
16) Takahata H, et al.：Early intervention to promote oral feeding in patients with intracerebral hemorrhage: aretrospective cohort study. BMC Neurol 11 (6), 2011.
17) 小川 彰：高齢脳卒中患者をモデルとした栄養管理と摂食機能訓練に関するアルゴリズムの開発および経口摂取の状態の改善効果の検証：平成25年度総括・分担研究報告書：厚生労働科学研究補助金長寿科学総合研究事業, 27, 2014.
18) 高畠英昭：脳卒中患者の口腔ケア自立度とエビデンスに基づく口腔ケア法．日本クリニカルパス学会誌 17 (3)：358-361, 2015.
19) 道免和久：脳卒中機能評価予後予測マニュアル, 医学書院, 2013.
20) 寺岡史人ほか：脳卒中に伴う嚥下障害の予後予測ほ経口摂取の可否に関する検討．リハ医学 41：421-428, 2004.
21) Oto T, et al.：Predicting the chance of weaning dysphagic stroke patients from enteral nutrition: a multivariate logistic modelling study. Eur J Phys Rehabil Med 45 (3)：355-362, 2009.
22) 武田有希ほか：経管栄養で入院した脳卒中患者の嚥下障害の予後について．脳卒中 33：17-24, 2011.

2章 脳卒中患者における低栄養の現状

高橋浩平

はじめに

　脳卒中患者では低栄養を合併していることが少なくない。急性期脳卒中患者では，入院後にエネルギー摂取量が低下し，栄養状態が悪化することがある。回復期においても体重が減少し，栄養状態が改善しないこともある。低栄養を合併している場合，肺炎，感染症，褥瘡，消化管出血のリスクが有意に高く，身体機能や日常生活動作（ADL），生命予後が不良となる[1,2]。一方，リハビリテーション（リハ）と適切な栄養管理を併用したリハ栄養により，栄養状態のみならず，身体機能，ADL，QOLがより向上する可能性がある。本稿では脳卒中患者における低栄養の現状を示し，リハ時の栄養管理の重要性について解説する。

低栄養とは

　低栄養とは，食欲不振などによるエネルギーおよび蛋白質摂取量の不足や疾患による代謝亢進により，生体に必要なエネルギーが不足した状態が長期的に続き，体重減少や機能障害を引き起こした状態である。
　成人低栄養の原因は，
　1. 社会生活環境（飢餓），
　2. 急性疾患および損傷（侵襲），
　3. 慢性疾患（悪液質），
の3つに分類されている[3]（図1）。ただし，高齢者では低栄養の原因が重複していることがある。

1. 社会生活環境に関連した低栄養：飢餓

　飢餓とは，食欲不振や絶食などでエネルギー・蛋白質摂取量が不足した状態が続くことで生じる低栄養のことである。エネルギー・蛋白質摂取量が不足すると，肝臓，筋肉内に貯蔵されたグリコーゲンは枯渇し，脂肪や筋蛋白を分解した糖新生により，エネルギーが産生される。それにより体蛋白質が喪失され，体重減少や機能障害を引き起こす。
　脳卒中患者では意識障害，摂食嚥下障害，身体機能障害などにより食事摂取量が低下する場合が多い。つまり，脳卒中患者では低栄養の原因が，飢餓であることが多い。飢餓状態でレジスタンストレーニングや持久力増強トレーニングなどのエネルギー消費が高い運動を行うと，筋蛋白分解を助長し，かえって栄養状態や身体機能が低下する可能性がある。飢餓では，運動負荷量に注意するとともに早期の栄養サポートが重要である。

図1 成人低栄養の原因

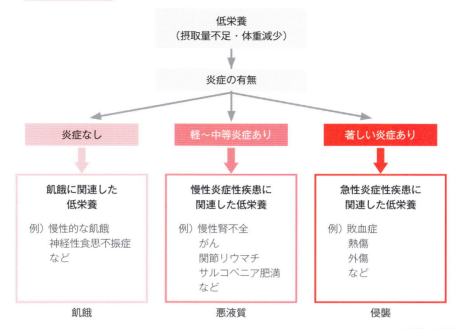

文献3）より引用

2. 急性疾患および損傷に関連した低栄養：侵襲

　手術，外傷，骨折，感染症，熱傷など，身体の恒常性を乱すような刺激を侵襲という。侵襲が加わると，傷害期，異化期，同化期といった代謝変動をたどる。傷害期では，代謝が一時的に低下し，12～24時間で異化期に移行する。異化期では損傷を受けた組織の修復および免疫系を活性化させるために，エネルギー産生が亢進する。異化期は，糖代謝だけでなく，筋蛋白がアミノ酸に分解され，これを基質とした糖新生により供給される（図2）。

図2 侵襲時の代謝

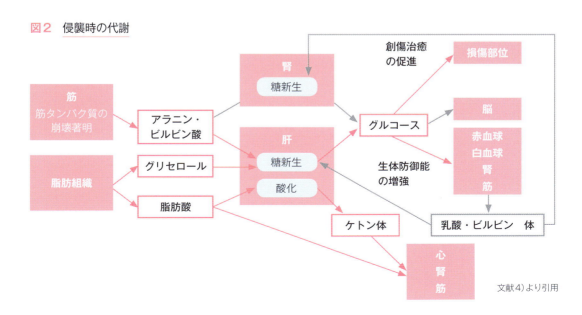

文献4）より引用

侵襲が大きいほど筋蛋白分解も多くなる。疾患の治療が奏功すると,炎症や代謝亢進が改善し,蛋白代謝が同化傾向となる。この時期を同化期とよぶ。異化期か同化期かは窒素平衡やC-反応性蛋白(CRP)で判断する。

$$窒素平衡[g/dL]＝(タンパク質摂取量[g]/6.25)－(24時間尿素窒素量＋4)$$

窒素平衡が負であれば異化期,正であれば同化期と考えられる。また,仮説ではあるが,CRPが3mg/dL以下になった場合を同化期の目安とする。

脳卒中自体が侵襲による低栄養の原因となるかは不明である。急性期脳卒中患者の44％に負の窒素平衡を認めた報告[5]がある一方,急性期〜亜急性期脳卒中患者では,安静時代謝量の亢進は認められなかった報告もある[6]。ただし,発熱や尿路感染症,肺炎などの合併症を認めた場合や脳出血術後などでは,安静時代謝量が亢進している可能性がある。回復期や慢性期脳卒中患者では窒素平衡は正であったことが報告されている[7]。

3. 慢性疾患に関連した低栄養：悪液質

悪液質とは,慢性疾患による複雑な代謝変動により生じた低栄養のことである。がんや膠原病,慢性心不全,慢性腎不全,慢性呼吸不全などの慢性疾患は,炎症性サイトカインが活性化した全身性疾患である。慢性的な炎症により,エネルギー消費量の増大,食欲不振,筋蛋白分解の亢進および合成能の低下,インスリン抵抗性,性腺機能低下,貧血などが生じ,栄養状態や身体機能が低下していく[8](図3)。悪液質の診断基準[9]を表1に示す。脳卒中自体は悪液質の原因にはならないが,上記の慢性疾患を合併していることも多いため,それにより悪液質を生じることがある。

図3 悪液質のメカニズム

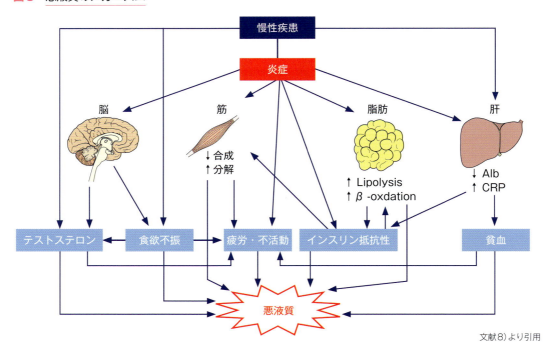

文献8)より引用

表1 悪液質の診断基準

以下の2つは必要条件
- 悪液質の原因疾患がある
- 12カ月で5％以上の体重減少もしくはBMI20未満

そのうえで以下の5つのうち3つ以上が該当
- 筋力低下
- 筋肉減少（除脂肪指数の低下）
- 疲労
- 食欲不振
- 検査値異常（CRP＞0.5mg/dL，Hb＜12g/dL，Alb＜3.2g/dL）

文献9）より引用

脳卒中における低栄養の現状

脳卒中患者における低栄養の割合についてはさまざまな報告があるが，栄養評価の方法と時期によってその割合は異なる。

急性期脳卒中患者における低栄養の割合

急性期脳卒中患者における低栄養の割合は，6.1～62％とされている[2]。脳卒中では入院後に栄養状態が悪化する可能性がある。Davalosらの報告[10]では，急性期脳卒中患者は入院時の低栄養の割合が16.3％であったが，入院後7日目には26.4％，14日目には35％に増加した。Mosselmanら[11]は，急性期脳卒中患者を簡易栄養状態評価表（MNA®-SF）で評価した結果，入院時は「栄養状態良好」が91％，「低栄養のおそれあり」が9％，「低栄養」は0％であったが，10日後には「栄養状態良好」が35％，「低栄養のおそれあり」が39％，「低栄養」が26％となり，栄養状態が悪化することを報告している。

回復期脳卒中患者における低栄養の割合

回復期脳卒中患者では，30～41％に低栄養を認められている[12,13]。また，栄養状態とADL能力の改善は関連している可能性が示唆されている[13～15]。

回復期では，リハの時間や負荷量が増加することが多い。リハでの消費量を考慮した栄養管理が重要である。

維持期脳卒中患者における低栄養の割合

維持期においても低栄養を認める場合が少なくない。脳卒中患者の26％に発症後1年間で3kg以上の体重減少が認められている[17]。また，維持期脳卒中患者でも低栄養と身体機能は関連していた[18]。

以上の報告から，脳卒中患者では発症後に栄養状態が悪化することが多く，長期的にもその影響が続く可能性がある。いかに急性期から回復期で低栄養を発生させないかが鍵となる。低栄養はリハのアウトカムにも影響を与える可能性があり，わが国でもその報告がなされている[14～16, 19]（表2）。栄養状態はリハの予後予測因子でもあるため，リハ介入初期から栄養状態も併せて評価しておくことが重要である。

　また，低栄養に伴うビタミン（A，B群，C，D，E）や亜鉛の欠乏は，酸化ストレスや高ホモシステイン血症によるアテローム硬化などを発生させ，脳卒中再発のリスクを高める可能性がある[20]。

表2　脳卒中患者における低栄養とリハのアウトカムが関連する報告

著者	対象者	研究デザイン	栄養評価	結果・結論
Kokura, et al.[19]	急性期脳卒中患者540名	後ろ向きコホート研究	GNRI	低GNRI（92未満）の割合は11.1％であった。低GNRI群のほうがFIM利得が低かった。年齢，脳梗塞，入院時GNRIがFIM利得と関連した
Nishioka, et al.[14]	回復期脳卒中患者174名	横断研究	MNA-SF	入院中に栄養状態が改善した群のほうが，FIM効率，在宅復帰率が高かった
Nii, et al.[15]	NSTが介入した回復期脳卒中患者67名	横断研究	GNRI	退院時にGNRIが向上した群のほうが，FIM効率が高かった。GNRI改善，エネルギー摂取量増加，脳出血は，FIM効率の向上と関連した
Nishioka, et al.[16]	経管栄養を実施している回復期脳卒中嚥下障害患者264名	後ろ向きコホート研究	GNRI	重度栄養障害（GNRI82未満）のほうが，退院時に3食経口摂取が可能となる割合が少なかった。栄養状態は3食経口摂取獲得の予測因子であった。経口摂取が達成した群は，エネルギー摂取量が有意に高かった

文献14～16, 19)より作成

脳卒中における低栄養のリスク因子

　脳卒中では，摂食嚥下障害，身体機能障害，高次脳機能障害は低栄養のリスク因子である[20]。また，機能障害による活動性の低下は，筋蛋白合成能やインスリン感受性を低下させ，低栄養のリスクを高める[20]。

　上肢，顔面，頸部などの機能低下は，食事摂取量低下と関連する。利き手側に片麻痺が生じた場合，非利き手での食事を強いられることがある。また，麻痺により座位時に頸部，体幹が保持できず，座位が不安定になることがある。これらのことにより，食事動作が困難となったり，疲労が生じやすくなり，食事摂取量が低下する。その他にも認知障害，慢性疾患，多剤併用，意識障害，口腔衛生の悪化，うつ病などは食事摂取量低下と関連する[20]。

　食事摂取量の低下を認めた際には，その原因を評価し，介入していく。特に摂食嚥下障害や食事動作に対する介入は，低栄養を防ぐためにも重要である。

脳卒中と肥満

　脳卒中患者では肥満を合併している場合も少なくない。欧州では脳卒中患者における肥満の割合は35.5％であった[21]。わが国では急性期脳卒中患者における肥満（BMI 25以上）の割合は25.7％とされている[22]。食の欧米化が進んだわが国において，肥満の脳卒中患者は，今後増加する可能性がある。肥満患者では適正体重患者と比べ，ADLの改善が少なく，BMIとFIMの改善に負の相関を認めた報告がある[23]。

　一方，脳卒中患者においては，肥満のほうが予後が良いという「肥満パラドックス」の可能性が示唆される。回復期リハ病棟に入院している高齢脳卒中患者では入院時に肥満（BMI 27.5以上）のほうが，ADLがより改善した報告がある[24]。また急性期虚血性脳卒中患者では，低体重群（BMI 18.5未満）は機能改善が不良で，死亡率が高かったが，正常体重患者（BMI 18.5〜24.9）と肥満患者（BMI 25以上）では有意な差が認められなかった[22]。

　しかし，これらの報告では，体組成の評価は行われていない。体脂肪が多く筋量が少ないサルコペニア肥満では，肥満の場合と比べ，移動能力の低下，変形性膝関節症，インスリン抵抗性などのリスクが高くなる。したがって，脳卒中患者においても，体組成の評価を行い，サルコペニア肥満の場合は，筋量の増加，体脂肪量の減少を図ることは必要と思われる。

栄養評価方法

　脳卒中患者ではどの時期でも低栄養のリスクがある。栄養状態を評価せずに，リハを行うことで，栄養状態を悪化させることがある。リハを実施する際は，必ず栄養評価を行う。栄養評価は栄養スクリーニング，エネルギー摂取の過不足，身体計測・機能評価，検査値などで行う。これらは多職種で共有することが重要である。

栄養スクリーニング

　簡易栄養状態評価表（Mini Nutritional Assessment-Short Form：MNA®-SF）は簡易的で，脳卒中患者においても有用な栄養スクリーニングである（図4）。管理栄養士が評価することが多いが，PT，OT，STでも実施できる。

図4 MNA®-SF

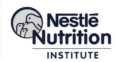

簡易栄養状態評価表
Mini Nutritional Assessment-Short Form
MNA®

氏名：

性別：　　年齢：　　体重：　　kg　身長：　　cm　調査日：

下の□欄に適切な数値を記入し、それらを加算してスクリーニング値を算出する。

スクリーニング

A 過去3ヶ月間で食欲不振、消化器系の問題、そしゃく・嚥下困難などで食事量が減少しましたか？
- 0 = 著しい食事量の減少
- 1 = 中等度の食事量の減少
- 2 = 食事量の減少なし

B 過去3ヶ月間で体重の減少がありましたか？
- 0 = 3 kg 以上の減少
- 1 = わからない
- 2 = 1〜3 kg の減少
- 3 = 体重減少なし

C 自力で歩けますか？
- 0 = 寝たきりまたは車椅子を常時使用
- 1 = ベッドや車椅子を離れられるが、歩いて外出はできない
- 2 = 自由に歩いて外出できる

D 過去3ヶ月間で精神的ストレスや急性疾患を経験しましたか？
- 0 = はい　　2 = いいえ

E 神経・精神的問題の有無
- 0 = 強度認知症またはうつ状態
- 1 = 中程度の認知症
- 2 = 精神的問題なし

F1 BMI (kg/m^2)：体重(kg)÷身長(m)^2
- 0 = BMI が 19 未満
- 1 = BMI が 19 以上、21 未満
- 2 = BMI が 21 以上、23 未満
- 3 = BMI が 23 以上

BMI が測定できない方は、F1 の代わりに F2 に回答してください。
BMI が測定できる方は、F1 のみに回答し、F2 には記入しないでください。

F2 ふくらはぎの周囲長(cm)：CC
- 0 = 31cm未満
- 3 = 31cm以上

スクリーニング値
(最大：14ポイント)

- 12-14 ポイント：　栄養状態良好
- 8-11 ポイント：　低栄養のおそれあり (At risk)
- 0-7 ポイント：　低栄養

より詳細なアセスメントをご希望の方は、www.mna-elderly.com にあります MNA フルバージョンをご利用ください。

Ref. Vellas B, Villars H, Abellan G, et al. *Overview of the MNA® - Its History and Challenges*. J Nutr Health Aging 2006;10:456-465.
Rubenstein LZ, Harker JO, Salva A, Guigoz Y, Vellas B. *Screening for Undernutrition in Geriatric Practice: Developing the Short-Form Mini Nutritional Assessment (MNA-SF)*. J. Geront 2001;56A: M366-377.
Guigoz Y. *The Mini-Nutritional Assessment (MNA®) Review of the Literature - What does it tell us?* J Nutr Health Aging 2006; 10:466-487.
® Société des Produits Nestlé, S.A., Vevey, Switzerland, Trademark Owners
© Nestlé, 1994, Revision 2009. N67200 12/99 10M
さらに詳しい情報をお知りになりたい方は、www.mna-elderly.com にアクセスしてください。

ネスレ ヘルスサイエンス社より許可を得て転載

エネルギー摂取の過不足

現在の栄養管理が適切かを評価するために，エネルギー摂取量とエネルギー消費量の比較を行う。これをもとに栄養状態の予後予測を行う。エネルギー摂取量≧エネルギー消費量であれば，今後栄養状態は維持〜改善すると予測される。エネルギー摂取量＜エネルギー消費量であれば，今後栄養状態は悪化すると予測される。

エネルギー消費量および必要量は「基礎代謝量×ストレス係数×活動係数±蓄積量」で算出する[25]（図5）。

基礎代謝量は，以下のHarris-Benedictの式がよく使用される。

$$男性：66.47 + 13.75\,W + 5.0\,H - 6.76\,A$$
$$女性：655.1 + 9.56\,W + 1.85\,H - 4.68\,A$$
$$W：体重[kg]，H：身長[cm]，A：年齢[歳]$$

また，日本人の50歳以上の基礎代謝量として，以下の推定式がある。

$$男性：21.5 × 体重[kg]$$
$$女性：20.7 × 体重[kg]$$

なお，体重を維持したい場合は，エネルギー消費量をそのままエネルギー必要量とし，体重の増減を目標とする場合は，蓄積量として±200〜750 kcalしたものをエネルギー必要量とする。

エネルギー摂取量は，経口摂取＋経管栄養＋静脈栄養で計算する。経口摂取は，現在の食事のエネルギー量×摂取割合÷100で推計する。

急性期脳卒中患者では，エネルギー摂取量が十分であると，Barthel indexの改善率が有意に高かった報告がある[26]。このことからも，エネルギー摂取の過不足を評価し，エネルギー摂取量が十分な状態でリハを実施することが重要であるといえる。

ただし，これらは推計であることに留意し，身体計測・身体機能評価や検査値などでモニタリングする。

図5 エネルギー必要量の算出

エネルギー必要量
＝推定エネルギー消費量（基礎代謝量 × ストレス係数 × 活動係数）±蓄積量（200〜750 kcal）

ストレス係数	
術後3日間	1.1〜1.8（侵襲度によって）
骨折	1.1〜1.3
褥瘡	1.1〜1.6
感染症	1.1〜1.5
熱傷	1.2〜2.0（深達度と面積によって）
発熱	1℃上昇ごとに0.1追加
がん/COPD	1.2〜1.4

活動係数	
寝たきり	1.0〜1.1
ベッド上安静	1.2
ベッドサイドリハ	1.2
訓練室でのリハ 20分	1.3〜1.4
1時間	1.4〜1.7
2時間以上	1.5〜2.0

※筋緊張亢進，不随意運動がある場合，0.1〜0.2をプラス
　筋緊張低下の場合，0.1〜0.2をマイナス

文献25）を参考に作成

身体計測・身体機能評価

　身体計測では，体重，BMI，体組成（骨格筋量，体脂肪量・率）を評価する。高齢者では定期的に体重を測定していない場合が多い。病棟で体重を測定していなければ，リハスタッフが測定する。体重の経過を追うことで，栄養状態のリスク管理が最低限行える。ただし，浮腫の影響も考慮する。

　骨格筋量や体脂肪量の評価は，DEXA（二重エネルギーX線吸収測定法）やBIA（生体電気インピーダンス）を用いることが推奨されている。そのような機器が備わっていない場合は，上腕周径，上腕三頭筋皮下脂肪厚（TSF），下腿周径で代用する（図6）。上腕周径とTSFにより，上腕筋囲と上腕筋面積が算出できる。

$$上腕筋囲[cm] = 上腕周囲長[cm] - 0.314 \times 皮下脂肪厚[mm]$$
$$上腕筋面積[cm^2] = \{上腕周囲長[cm] - 0.314 \times 皮下脂肪厚[mm]\} \div 4\pi$$

図6　上腕周径・下腿周径・上腕三頭筋皮下脂肪厚の計測方法

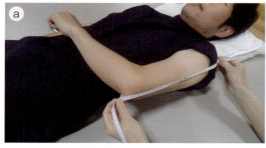
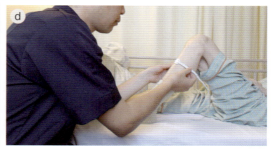
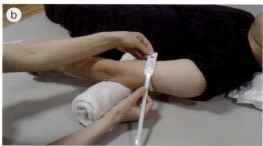
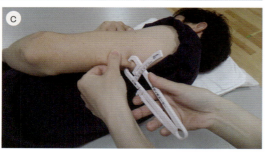

a. 測定位置
利き腕でない，あるいは健側の上腕で，肩峰から肘頭の中央で測定する
b. 上腕周径
c. 上腕三頭筋皮下脂肪厚
d. 下腿周径
健側で下腿の最も太いところを測定する

文献25）を参考に作成

脳卒中患者において，健側下腿周径が男性31cm未満，女性30cm未満は低栄養と関連した報告がある[27]。

そのほか，近年では筋力，身体機能，ADL，QOLも栄養管理のアウトカムとして重視されている。リハスタッフが日常的に行っている周径や身体機能，ADL評価は，栄養評価としても重要である。管理栄養士や他の職種にこれらの評価を報告することで，より良い栄養管理が可能となる。

検査値

アルブミンは血清中で最も含有量が多い蛋白質で，栄養状態の指標として用いられることが多い。BMI18.5未満かつ低アルブミン血症（3.5g/dL未満）の場合，機能予後が不良となる可能性がある[28]。しかし，アルブミンは炎症や脱水，肝機能障害などで変動するため注意を要する。より総合的に評価するためにはCONUT（controlling nutritional status）法（表3）やGNRI（Geriatric Nutritional Risk Index）（表4）を用いる。

CRPは炎症の指標となるため，前述した低栄養の原因を考えるうえで有用である。

表3 CONUT（controlling nutritional status）法

	正常	軽度	中度	重度
血清アルブミン値[g/dL]	3.5以上	3.0〜3.4	2.5〜2.9	2.5未満
スコア（①）	0	2	4	6
総リンパ球数[*1][/mL]	1,600以上	1,200〜1,599	800〜1,199	800未満
スコア（②）	0	1	2	3
総コレステロール値[mg/dL]	180以上	140〜179	100〜139	100未満
スコア（③）	0	1	2	3
栄養不良レベル	正常	軽度	中度	重度
スコアの合計（①＋②＋③）	0〜1	2〜4	5〜8	8以上

*1 総リンパ球数＝白血球×リンパ球[%]÷100

表4 GNRI（Geriatric Nutritional Risk Index）

GNRI＝（14.89×アルブミン値）＋{41.7×（体重[kg]÷理想体重[kg][*1]）}

82未満	重度栄養障害
82〜91	中等度栄養障害
92〜98	軽度栄養障害
98以上	リスクなし

*1 理想体重＝22×身長[m]×身長[m]

脳卒中における栄養介入効果

　これまで述べたように，脳卒中患者では栄養障害（低栄養，肥満）を合併していることが多いため，早期に栄養障害を発見し，栄養サポートを実施することが重要である。
　コクランレビューでは，急性期，回復期の脳卒中患者に対する栄養補助により，総エネルギー・蛋白質摂取量が増加し，褥瘡の発生頻度を減少させるとしている[29]。また，低栄養のリスクがある急性期脳卒中患者に対する個別の栄養サポートは，体重減少を予防し，握力，QOLを向上させた[30]。この報告の「個別の栄養サポート」とは，患者および多職種からの情報により，エネルギー必要量・摂取量，栄養経路，種類の栄養ケアプランを個別に作成したものである。栄養ケアプランを立てるだけでなく，リハスタッフも含めた多職種と共有し，モニタリングやプランの再検討をしていくことが重要である。
　近年，高齢者に対する運動と蛋白質（特に必須アミノ酸）との併用が有用であることが示唆されており，脳卒中患者での応用も期待される。低栄養の脳卒中入院患者に対し，集中的な栄養補助（120 mL，240 kcal，蛋白質11 gの栄養剤を1日3本）を行うと，対照群（120 mL，127 kcal，蛋白質5 gの栄養剤）と比べ，退院時のFIM総得点，FIM運動得点，6分間歩行距離が有意に改善し，自宅退院が多かった[31]。回復期リハ病棟に入院している高齢者（脳卒中患者を含む）に対し，リハ後に蛋白質含有の栄養剤（125 mL，200 kcal，蛋白質10 g，分岐鎖アミノ酸2.5 g）を摂取することで，アルブミン値，上腕周径，下腿周径，ADLがより改善した[32]。また，リハを実施している脳卒中患者に対し，1日8 gの必須アミノ酸補充により，入院中の感染症が減少する可能性があった[33]。
　以上より，リハと適切な栄養管理を併用することで，脳卒中患者の身体機能，ADL，QOLがより向上する可能性がある。

おわりに

　近年，リハを実施している高齢者に低栄養が多いことが報告されているが，脳卒中においても栄養障害のリスクが高い。リハスタッフが栄養の重要性を認識するかしないかで，機能予後を左右されることもある。栄養状態はバイタルサインの一つと考え，多職種と連携し，リハと栄養管理の充実を図ることが重要である。そのことで，脳卒中患者の機能，活動，参加をより向上できると考えられる。

●文献

1) FOOD Trial Collaboration：Poor nutritional status on admission predicts poor outcomes after stroke: observational data from the FOOD trial. Stroke 34：1450-1456, 2003.
2) Foley NC, et al.：Which reported estimate of the prevalence of malnutrition after stroke is valid? Stroke 40 (3)：e66-74, 2009.
3) White JV, et al.：Consensus statement of the Academy of Nutrition and Dietetics/American Society for Parenteral and Enteral Nutrition: characteristics recommended for the identification and documentation of adult malnutrition (undernutrition). J Acad Nutr Diet 112 (5)：730-738, 2012.

4) 深柄和彦：飢餓と侵襲に対する生体反応の違い．キーワードでわかる臨床栄養（大熊利忠 編），63-68，羊土社，2007．
5) Chalela JA, et al.：Acute stroke patients are being underfed: a nitrogen balance study. Neurocrit Care 1 (3)：331-334, 2004.
6) Finestone HM, et al. : Measuring longitudinally the metabolic demands of stroke patients: resting energy expenditure is not elevated. Stroke 34 (2)：502-507, 2003.
7) Kawakami M, et al.：Resting Energy Expenditure in Patients with Stroke during the Subacute Phases - Relationships with Stroke Types, Location, Severity of Paresis, and Activities of Daily Living. Cerebrovasc Dis 39：170-175, 2015.
8) Ali S, et al. : Sarcopenia, cachexia and aging: diagnosis, mechanisms and therapeutic options - a mini-review. Gerontology 60 (4)：294-305, 2014.
9) Evans WJ, et al. : Cachexia: anew definition. Clin Nutr 27：793-799, 2008.
10) Davalos A, et al. : Effect of malnutrition after acute stroke on clinical outcome. Stroke 27：1028-1032, 1996.
11) Mosselman MJ, et al. : Malnutrition and risk of malnutrition in patients with stroke: prevalence during hospital stay. J Neurosci Nurs 45 (4)：194-204, 2013.
12) Charlton K, et al.：Poor nutritional status of older subacute patients predicts clinical outcomes and mortality at 18 months of follow-up. Eur J Clin Nutr 66 (11)：1224-1228, 2012.
13) 西岡心大ほか：本邦回復期リハビリテーション病棟入院患者における栄養障害の実態と高齢脳卒中患者における転帰，ADL帰結との関連．静脈経腸栄養 30 (5)：1145-1151, 2015.
14) Nishioka S, et al. : Nutritional Improvement Correlates with Recovery of Activities of Daily Living among Malnourished Elderly Stroke Patients in the Convalescent Stage: A Cross-Sectional Study. J Acad Nutr Diet 116 (5)：837-843, 2016.
15) Nii M, et al.：Nutritional Improvement and Energy Intake Are Associated with Functional Recovery in Patients after Cerebrovascular Disorders. J Stroke Cerebrovasc Dis 25 (1)：57-62, 2016.
16) Nishioka S, et al. : Malnutrition risk predicts recovery of full oral intake among older adult stroke patients undergoing enteral nutrition: Secondary analysis of a multicentre survey (the APPLE study). Clin Nutr. [Epub ahead of print].
17) Jönsson AC, et al. : Weight loss after stroke: a population-based study from the Lund Stroke Register. Stroke 39 (3)：918-923, 2008.
18) Vahlberg B, et al. : Functional performance, nutritional status, and body composition in ambulant community-dwelling individuals 1-3 years after suffering from a cerebral infarction or intracerebral bleeding. BMC Geriatr 16：48, 2016.
19) Kokura Y, et al. : High Nutritional-Related Risk on Admission Predicts Less Improvement of Functional Independence Measure in Geriatric Stroke Patients: A Retrospective Cohort Study. J Stroke Cerebrovasc Dis 25 (6)：1335-1341, 2016.
20) Bouziana SD, et al. : Malnutrition in patients with acute stroke. J Nutr Metab 167898, 2011.
21) Heuschmann PU, et al. : Control of main risk factors after ischaemic stroke across Europe: data from the stroke-specific module of the EUROASPIRE III survey. Eur J Prev Cardiol 22：1354-1362, 2015.
22) Kawase S, et al. : Association between body mass index and outcome in Japanese ischemic stroke patients. Geriatr Gerontol Int. [Epub ahead of print]
23) Kalichman L, et al. : Impact of patient's weight on stroke rehabilitation results. Am J Phys Med Rehabil 86 (8)：650-665, 2007.
24) Nishioka S, et al. : Obese Japanese Patients with Stroke Have Higher Functional Recovery in Convalescent Rehabilitation Wards: A Retrospective Cohort Study. J Stroke Cerebrovasc Dis 25 (1)：26-33, 2016.
25) 若林秀隆：PT・OT・STのためのリハビリテーション栄養－栄養ケアがリハを変える，第2版，30-46，医歯薬出版，2015.
26) Nip WF, et al. : Dietary intake, nutritional status and rehabilitation outcomes of stroke patients in hospital. J Hum Nutr Diet 24 (5)：460-469, 2011.
27) Nishioka S, et al. : Accuracy of non-paralytic anthropometric data for nutritional screening in older patients with stroke and hemiplegia. Eur J Clin Nutr 71 (2)：173-179, 2017.
28) Kimura Y, et al. : Combination of Low Body Mass Index and Low Serum Albumin Level Leads to Poor Functional Recovery in Stroke Patients. J Stroke Cerebrovasc Dis 26 (2)：448-453, 2017.
29) Geeganage C, et al. : Interventions for dysphagia and nutritional support in acute and subacute stroke. Cochrane Database Syst Rev 10：CD000323, 2012.
30) Ha L, et al. : Individual, nutritional support prevents undernutrition, increases muscle strength and improves QoL among elderly at nutritional risk hospitalized for acute stroke: a randomized, controlled trial. Clin Nutr 29 (5)：567-573, 2010.
31) Rabadi MH, et al. : Intensive nutritional supplements can improve outcomes in stroke rehabilitation. Neurology 71 (23)：1856-1861, 2008.
32) Yoshimura Y, et al. : Effects of Nutritional Supplements on Muscle Mass and Activities of Daily Living in Elderly Rehabilitation Patients with Decreased Muscle Mass: A Randomized Controlled Trial. J Nutr Health Aging 20 (2)：185-191, 2016.
33) Boselli M, et al. : Supplementation of essential amino acids may reduce the occurrence of infections in rehabilitation patients with brain injury. Nutr Clin Pract 27 (1)：99-113, 2012.

3章 脳卒中患者に生じる摂食嚥下障害

最上谷拓磨

正常嚥下のメカニズム－摂食嚥下機能の概論

　摂食・嚥下とは，食べることの意思決定で始まり，食物の選択から準備をし，食物を口腔内に取り込み，咀嚼し食塊を作り，咽頭から食道そして胃に送ることをさす．この行動により人は栄養を摂取することができる．また栄養摂取のみならず，楽しみや満足感を得ることで生活の質に寄与する．ここでは正常な嚥下と摂食嚥下障害を対比することで，摂食嚥下障害のメカニズムを述べる．

　摂食・嚥下は
　　①先行期（認知期）
　　②準備期（咀嚼期）
　　③口腔期（嚥下第1期）
　　④咽頭期（嚥下第2期）
　　⑤食道期（嚥下第3期）

の5期に分類される[1]（図1）．特に先行期から準備期は摂食嚥下の土台であり重要であるが，随意的かつその様子が観察可能であり，介入の余地は大きい．

図1　摂食嚥下の過程

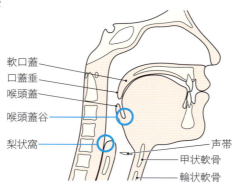
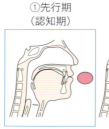

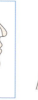
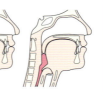
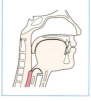

文献1）より引用改変

①先行期（認知期）

　先行期とは，食物を口腔内に取り込む前までをさす。まずは視覚，嗅覚によって得た情報を過去の記憶に照らし合わせ，食物として認知する。その後，感情や環境によって摂食行動が調整される。感情による摂食行動の調整とは，たとえば「大好物」であり，早く食べたいと思えば，一口は大きくなり，口腔内に運ぶまでの時間も早くなる。しかし「大好物」であっても味わって食べたいと思えば一口の量は小さくなる。環境による摂食行動の調整とは，たとえば「初めて見る物」であれば中身や匂いを確認することで口腔内に運ぶまでの時間が長くなり，最初の一口の量は少なくなる。このように先行期は食物の認知と随伴する摂食動作で構成される。

　食物の認知において視覚入力が重要な役割をもつが，そのためには食物が視野内にある環境が必要である。また，体性感覚情報を得るためには食物が手や口で触れることができる環境が必要である。そのためには認知機能，姿勢調節機能や上肢機能が必要であり，機能が不足していれば代償として周囲の環境を整える必要がある。

②準備期（咀嚼期）

　準備期とは，食物を口腔内に取り込み，嚥下運動が生じる前までをさす。この時期では，随意・半随意的に開口，舌による食物の引き込み，閉口が生じ，次に食物を嚥下しやすくするための加工処理（咀嚼，舌によるこね回し，一時的な口腔前庭への貯蓄）が行われる[2]。咀嚼時の下顎は約2回/秒の律動的な運動が生じている。これにより食物を細かく砕き，唾液と混ぜ合わせる。

　咀嚼機能には臼歯，舌の運動，咀嚼筋の筋力が必要であるが，これらが低下した者では，食物を細かく砕くことや食塊を作ることが困難となる。その際には機能障害に応じて，あらかじめ加工処理された食物を取り込むことが必要となる。

③口腔期（嚥下第1期）

　口腔期とは，準備期で加工処理された食物を口腔から咽頭へ送り込むまでをさす。この過程は不随的な運動である。閉口後，舌が硬口蓋に密着し，舌筋の後方への収縮に伴い，食物が咽頭に移送される。この過程により食塊が形成され，咽頭への移送が容易になる。同時に軟口蓋が挙上して鼻腔と咽頭の遮断が生じ，上気道への食物の侵入を防いでいる。

④咽頭期（嚥下第2期）

　咽頭期とは，食塊が咽頭を通り食道入口部まで移動するまでをさす。ここでは，喉頭蓋谷から梨状窩に食塊が溜まると，喉頭が前方移動し咽頭が拡大するとともに咽頭筋が収縮し食塊が移送される。このとき，下気道への食物の侵入（誤嚥）を防ぐために喉頭蓋の下垂による喉頭口の閉鎖，声門の閉鎖と呼気圧の上昇，咳嗽反射が生じる。喉頭口の閉鎖は，喉頭隆起の動きで触診できる。これは舌骨筋の収縮によって喉頭が舌骨に向かって挙上することで生じるため，舌骨の固定が重要である。そのためには下顎の閉口位での固定が必要である。

⑤食道期（嚥下第3期）

食道期とは，食塊が食道入口部から胃に移送されるまでをさす．嚥下反射に伴い，咽頭期に食道括約筋が弛緩して食道入口部の拡大が生じ，食塊の通過を促す．食塊が食道入口部を過ぎると，食道の蠕動運動により胃へと移送される．その後，食道括約筋を収縮させることで，食物の逆流を防ぐ．

摂食嚥下の運動様式と神経生理学

摂食行動は食べることの意思決定から始まる．摂食行動は生命維持に必要なエネルギー摂取を目的に遂行され，主に大脳辺縁系の扁桃体と大脳基底核の視床下部（図2）によって「食欲」が制御されている．「食欲」が摂食行動の動機付けとなるが，この制御は血液中の糖分やホルモン濃度によって調節される．

図2 食欲の中枢性制御

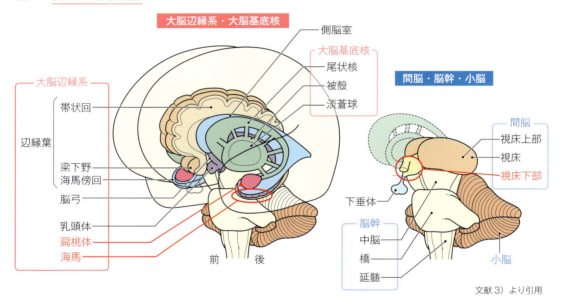

文献3）より引用

①先行期（図3）

視覚，嗅覚から得た情報は大脳皮質の海馬や扁桃体に送られ，過去の記憶と照らし合わされる．その結果，食物と認識されれば，摂食行動に至る．同時に嚥下を標的としたフィードフォワード機構が働く．その際には食物そのものの大きさ，味，温度，硬さなどの予測のみならず食器，箸やスプーンなどの食事道具，食物との距離などの環境，さらには各個人の摂食嚥下の習慣性（好きな物から食べる，熱いものは息を吹きかけて冷ます，早食い，大食いなど）によってフィードフォワード機構の働き方は変化する．このフィードフォワード機構により舌や口唇，口腔内の形状や動きが変化する．同様に頭部，頸部，上下肢の位置や筋活動も変化し姿勢調節が生じる．

たとえば，ご飯をスプーンで食べる際には，そのままの姿勢でスプーンを口に持っていくが，豆腐のようなやわらかくて滑り落ちそうな物をスプーンで食べる際には口をスプー

図3　先行期

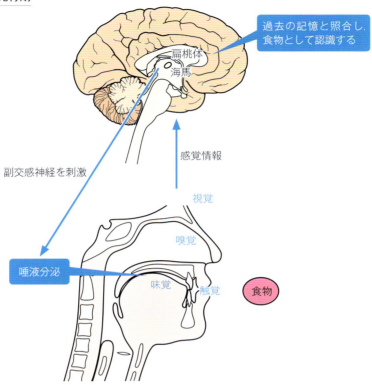

ンに近づけ，体幹の前傾と頸部の伸展が生じる。つまり食べ物によって手と口が協応し，食べ方が変わる。このように姿勢や口腔，舌などの動きは摂食の環境や予測に基づいて，常に変化に富んだ準備が生じている。

摂食行動に至ると，食物に手や口で触れることで体性感覚情報を得て，食物としての認知は進み，口腔内へ取り込む。食物が認知されることで副交感神経を刺激し，準備期に必要な唾液の分泌が生じ，食塊形成や食塊の移送を促す。また唾液は溶解作用を有し，味覚を促進し，さらなる摂食に寄与する[4]。

②準備期(図4)

準備期は先行期で得られた情報を基に舌，口唇，口腔内の形状や下顎の動きが調整され咀嚼運動に至る。咀嚼運動は運動の開始や運動制御の一部は随意的であり，意識レベルや認知機能が関与する。その他は不随意に律動的な運動が行われる。律動的な運動の発生は，下位脳幹にある中枢性パターン発生器(Central Pattern Generator；CPG)という神経回路によって制御されている[5]。この咀嚼CPGにより顎，顔面，舌の筋が協調し，咀嚼運動を形成する。咀嚼CPGは大脳皮質の外側に存在する大脳皮質咀嚼野，一次体性感覚野(図5)からの遠心性の出力によって働く。図からわかるように運動野，感覚野ともに嚥下に関与する領域が占める割合は大きく障害されやすい。口腔からの感覚情報は咀嚼運動の遂行を促進する。味覚情報は唾液の反射的な分泌を促す。食物の硬さの情報は歯ごたえとして認知され，歯根膜や閉口筋の筋紡錘から取り込まれ，反射的な咀嚼力の調節に関わる。

図4　準備期

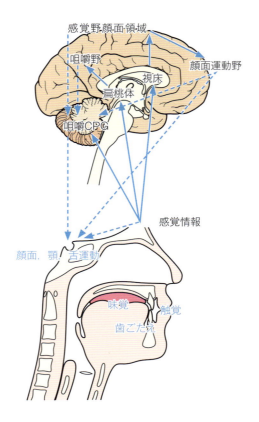

図5　咀嚼中枢の位置関係

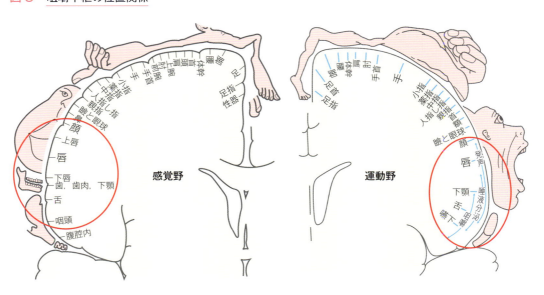

ヒトは左右交互に咀嚼している。健常者を対象とした自由咀嚼と片側咀嚼の比較では、左右交互に咀嚼する自由咀嚼では片側咀嚼と比較し咀嚼回数が少なく、食塊の粉砕能力が高いことが示されている[6]。

咀嚼に関与する脳神経は橋に存在する三叉神経と顔面神経、延髄に存在する舌咽神経と迷走神経および舌下神経が挙げられる（図6）。脳神経それぞれの機能は以下の通り（表1）である。

図6　嚥下に関与する脳神経（背側から見た図）

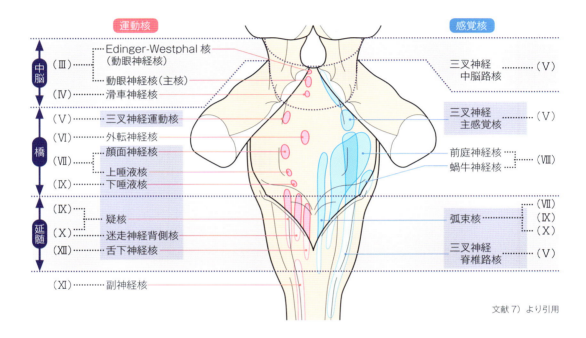

文献7）より引用

表1　嚥下に関与する脳神経の役割

中枢	脳神経	感覚機能	運動機能	副交感神経機能
橋	三叉	舌の前2/3の温痛覚，触覚	咀嚼筋の支配による顎運動 片側が障害されると下顎が障害側に偏位	―
	顔面	舌の前2/3の味覚	大小頬骨筋や口輪筋の支配による開口と閉口	顎下腺，舌下腺からの唾液分泌
延髄	舌咽	舌の後ろ1/3の味覚，温痛覚，触覚，咽頭の内臓感覚	茎突咽頭筋の支配による咽頭の挙上	耳下腺からの唾液分泌
	迷走	喉頭	軟口蓋，咽頭，喉頭の筋群の支配による咽頭，喉頭の運動	―
	舌下	―	舌筋の支配による舌の運動を司る	―

③口腔期(図7)

　口腔期は形成した食塊を口腔から咽頭へ送り込む過程であり，不随的な運動である。ここでの役割は，食塊を口腔から咽頭に移送することと，上気道への食物の侵入を防ぐことに分けられる。食塊の移送は閉口，舌筋の収縮に伴う送り込み，喉頭の前方移動による咽頭下部の開大に伴う食塊の引き込みによって生じる。上気道への食物の侵入の予防は，軟口蓋が挙上して鼻腔と咽頭を遮断する。この過程は高次脳やCPGからの調節を受けて，閉口は顔面神経，舌の硬口蓋への密着は舌下神経，舌根部からの感覚入力は舌咽神経，軟口蓋挙上は三叉神経，舌咽神経，迷走神経が司っている。

図7 口腔期

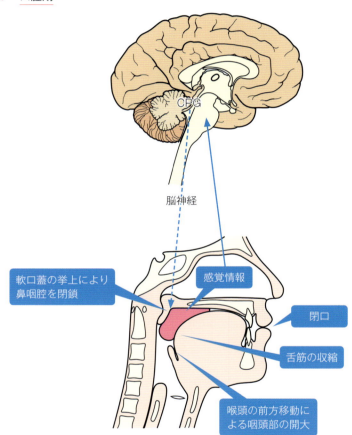

④咽頭期(図8)

　咽頭期は，食塊が咽頭を通り食道入口部まで移送される過程で，不随意的な運動である。ここでの役割は，咽頭から食道部への食塊の移動と下気道への食物の侵入（誤嚥）を防ぐことである。食塊の移送は，喉頭の前方移動に伴う咽頭の拡大，咽頭筋の収縮によって生じる。
　下気道への食物の侵入の予防は，喉頭蓋の下垂による喉頭口閉鎖，声帯と前庭ヒダの内転運動による声門閉鎖，咳嗽反射が関与する。また，嚥下と呼吸は密接な関係にある。咽頭嚥下開始とともに呼吸中枢の活動は0.5〜1.0秒停止する。その際，一時的に横隔膜が活

動し，声門閉鎖下を陰圧化する。これにより声門閉鎖をより強くすることで誤嚥防止を補助している。

　喉頭口閉鎖と声門閉鎖は口腔，咽頭の感覚受容器からの触覚，圧覚，温度覚，味覚の求心性刺激が嚥下中枢に送られ，三叉神経，顔面神経，舌咽神経，迷走神経，舌下神経を介した種々の筋群の協働によって生じる。咽頭に存在する舌咽神経支配の味覚受容器では水[8]と酸[9]への反応性が高いとされている。

　咳嗽反射（図9）は気管支へ異物が侵入した際に，異物を気道外へ排出する反射である。異物が侵入するとその刺激は，気管支に存在する迷走神経支配の感覚受容器から延髄の咳中枢へと送られる。その後，迷走神経，横隔神経，肋間神経，下咽頭神経，腹壁筋支配神経を介して，声門閉鎖と呼気筋群の収縮により咳嗽反射を引き起こす。

図8　咽頭期

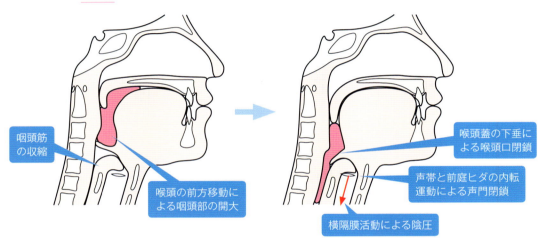

図9　咳嗽反射

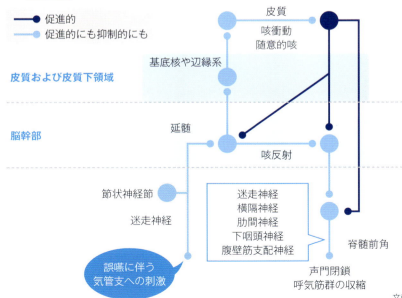

文献10）より引用改変

⑤食道期(図10)

　食道期は食塊が食道入口部から胃に移送される過程で不随意な運動である。食塊が食道括約筋の弛緩と食道入口部の拡大によって食道内に移送されると、その後は食道の蠕動運動により胃へと移送される。食道の蠕動運動は、食塊が食道壁を刺激することで求心性および遠心性の刺激がともに迷走神経を通り、反射的に生じる。

図10　食道期

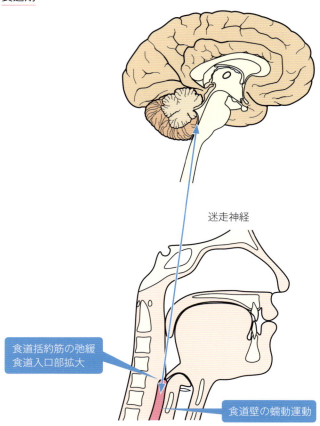

脳卒中患者が摂食嚥下障害を起こすメカニズム

　摂食嚥下障害の原因(図11)は、
　　1．器質的障害(組織の異常)
　　2．機能的障害(嚥下運動の異常)
　　3．心理的原因
に分けられる[11]。脳卒中では覚醒度の障害、運動麻痺や感覚障害、姿勢調節障害、球麻痺、仮性球麻痺、高次脳機能障害を生じ、これが2．機能的障害である。
　球麻痺は延髄外側梗塞(wallenberg症候群)が代表的で、脳神経核の障害によって生じる。仮性球麻痺は皮質延髄路または脳幹網様体にあたる大脳皮質・皮質下、大脳基底核、脳幹

部の障害によって生じる.

摂食嚥下障害の原因となる高次脳機能障害(主な病巣)は
- 注意障害(前頭連合野)
- 記憶障害(大脳辺縁系)
- 遂行機能障害(前頭連合野)
- 物体失認(左側後頭葉)
- 肢節運動失行(中心前回,中心後回)
- 口腔顔面失行・嚥下失行(左縁上回)

などが挙げられる(図12).

また脳卒中発症から4カ月後の者の23%がうつ症状を呈し,その内男性の56%,女性の30%は12カ月後もうつ症状が続いていることが報告されており[13],脳卒中後うつ病(Post Stroke Depression;PSD)は少なくない.このPSDは**3. 心理的**原因となる.

図11　脳卒中患者の嚥下障害の病態

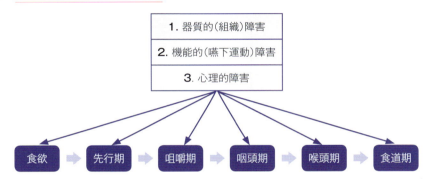

病態によって改善の余地は異なり機能トレーニング,代償法の導入,環境調整等の介入方法が選択される

図12　摂食嚥下障害に関与する高次脳機能障害と主な病巣

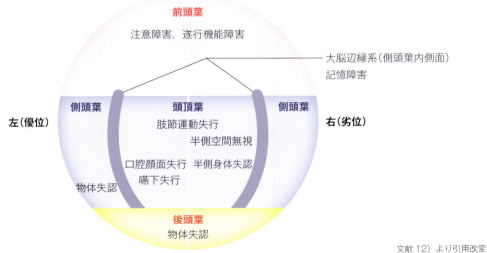

文献12)より引用改変

脳卒中患者では発症早期からリハビリテーションが開始されるが，重症度や病態によっては集中治療を必要とする。人工呼吸器装着下の者では抜管後の摂食嚥下障害（Post Extubation Dysphagia；PED）を生じることがある。PEDは気管挿管に伴う口唇，歯，舌，咽頭，喉頭の損傷，潰瘍形成，腫脹，疼痛を生じ，**1．器質的障害**の原因となる。

　気管切開チューブ（カフ付きチューブ）の留置が必要となった患者では，喉頭挙上の阻害，声門下圧が得られない，気道過敏による分泌物と咳嗽反射の増加，長期留置に伴う気道の感覚低下による咳反射の減弱などが挙げられており[14]，**1．器質的障害**の原因となる。

　摂食嚥下障害の病態によって，その改善の余地は異なり，薬物療法，機能トレーニング，代償法の導入，環境調整等の介入方法が選択される。ここでは脳卒中によって生じる**1．～3．**の障害が嚥下の各期に対して与える影響を整理する。

■ 摂食行動の動機付けの障害 ■

　ヒトは，動機付けに基づいて行動が生じ，行動の結果「良いこと」があればさらに行動が促される。一方で動機が生じなければ行動は生じない。動機が生じ，行動してもその結果「悪いこと」があればその行動は生じなくなる。摂食行動の結果で生じる「良いこと」は「美味しい」「満足」「食べられた」といった感情や周囲の人から「食べられたね」などと褒められることである。食欲を引き出すためには本人の好物を用いることが有効であるが，摂食嚥下障害者の食物の選択は専門家の判断を基に決定することが必要である。

　摂食行動における動機付けは「食欲」である。覚醒度，大脳辺縁系の扁桃体，大脳基底核の視床下部の障害では食欲は生じない。また脳卒中後うつ病，PEDによる口唇，舌，咽頭，喉頭の疼痛が生じても，食欲は阻害され，摂食行動が生じにくい。脳卒中患者は運動麻痺，姿勢調節障害を呈し，口に食物を運ぶための動作や姿勢保持が困難または努力を必要する。この場合，困難や努力による負の感情から摂食行動は阻害されることが懸念される。さらに食べこぼしや食べ残しによって周囲の人に迷惑をかけているのではないかという感情も摂食行動の動機を低下させる。

1．器質的原因	●口唇，舌，咽頭，喉頭の疼痛
2．機能的原因	●覚醒度の障害 ●運動麻痺，姿勢調節障害 ●大脳辺縁系の扁桃体，大脳基底核の視床下部の障害
3．心理的原因	●脳卒中後うつ病

■ 先行期（認知期）の障害 ■

　先行期はこれから生じる摂食嚥下行動の準備であり，この準備が整うか否かは嚥下の可否に大きく関与するため重要視すべきである。先行期は前述したように食物の認知と摂食動作によって構成される。

　まずは視覚，嗅覚によって食物を認識することが必要である。このことは視野障害や眼球運動障害による視覚障害や嗅覚が障害されれば困難となる。また不良姿勢により食物が視野に存在しない，注意障害により空間無視や注意散漫となる，物体失認を呈すると食物

を認識できない。遂行機能障害では摂食の計画や実行が困難となる。記憶障害では視覚や嗅覚から得た情報を過去の食物の記憶と照らし合わせることができない。

　摂食動作では，食物に応じてフィードフォワード機構が働き，舌や口唇，口腔内の形状や動き，頭部，頸部，上下肢の位置や筋活動が変化することで手と口が協応し，食べ方が変わる。認知機能が障害された者では視空間認知障害が生じやすく，食物の形状，距離などの認識にズレが生じる。この認識のズレによってフィードフォワード機構や手と口の協応動作にもズレが生じる。その結果，姿勢の崩れや不適切な食べ方，食べこぼし，誤嚥が生じやすくなる。運動麻痺や肢節運動失行を呈した者では食事道具が使用できない，または拙劣となり動作の遂行は阻害される。また摂食動作の遂行には安定した姿勢が必要である。頸部・体幹の麻痺や平衡機能障害を呈すると姿勢調節障害が生じ，不安定な姿勢によって摂食動作は阻害される。摂食動作の阻害は動作がまったく遂行できないことだけでなく，食物に応じて食べ方を変えることのできない「多様性の障害」にも注目する必要がある。

2. 機能的原因
- 覚醒度の障害
- 運動麻痺
- 姿勢調節障害
- 眼球運動障害
- 視野障害
- 嗅覚障害
- 視空間認知障害
- 注意障害
- 遂行機能障害
- 物体失認
- 記憶障害
- 肢節運動失行

準備期（咀嚼期）の障害

　準備期は先行期によって得られた情報を基に遂行され，舌による食物の引き込み，閉口，咀嚼によって構成される。これらが障害されると食物が口からこぼれる，口腔内に溜め込むことや努力を必要とする様子が観察される。

　準備期は動作の開始や制御に随意的な運動が含まれるため，覚醒度や注意の障害，疼痛を呈した場合，一連の運動が生じにくい，または持続しない。口腔顔面失行，嚥下失行では随意的な摂食嚥下動作が困難となる。

　姿勢調節障害や視空間認知障害では，先行期から口と手の協応動作が阻害され，体幹の前傾と頸部後屈位を生じやすい。この姿勢では閉口が困難となり，舌運動や咀嚼を阻害する。

　球麻痺では舌の萎縮や障害側の偏倚，感覚障害によって食物の引き込みが障害される。また表情筋，咀嚼筋の麻痺により閉口や咀嚼動作が困難となる。舌の感覚障害や唾液の分泌不全は，求心性のフィードバックを障害するために，咀嚼が促進されにくい。

　仮性球麻痺では舌の健側への偏倚や表情筋および咀嚼筋の麻痺を呈すると，一連の運動を阻害し，食塊形成不全を呈する。

1. 器質的原因	●口唇，舌，咽頭，喉頭の疼痛
2. 機能的原因	●覚醒度の障害 ●姿勢調節障害 ●視空間認知障害 ●注意障害 ●口腔顔面失行，嚥下失行 ●球麻痺 ●仮性球麻痺

口腔期の障害

　口腔期は食塊を舌によって送り込む，鼻咽腔閉鎖，食塊の引き込みによって構成される。これらが障害されると口腔内への溜め込みや努力嚥下，上を向くように嚥下するなどが観察され，食物を口から喉に送り込めないといった嚥下困難感を呈する。

　覚醒度の障害，頸部の麻痺，姿勢調節障害，球麻痺，仮性球麻痺では準備期同様のメカニズムで舌による食塊の送り込みは障害される。

　球麻痺では軟口蓋麻痺による鼻咽腔閉鎖の障害，喉頭筋麻痺による食塊の引き込みが障害される。軟口蓋麻痺の神経所見は，頬を膨らませようとすると息が漏れ，鼻をつまむとできることを確認する[15]ことや発声時に咽頭後壁が健側に引かれるカーテン徴候が用いられ（図13），片側の上咽頭麻痺の所見である。口腔期の過程からはCPGによって不随意に制御されており，球麻痺によってCPGが障害されると，嚥下パターンの出力異常も生じる。仮性球麻痺では食塊形成不良のため，口腔内から咽頭腔への移送が不良となり，嚥下運動の惹起が遅延する[16]。

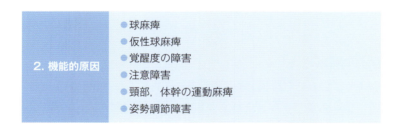

2. 機能的原因	●球麻痺 ●仮性球麻痺 ●覚醒度の障害 ●注意障害 ●頸部，体幹の運動麻痺 ●姿勢調節障害

図13　片側の上咽頭神経麻痺の所見

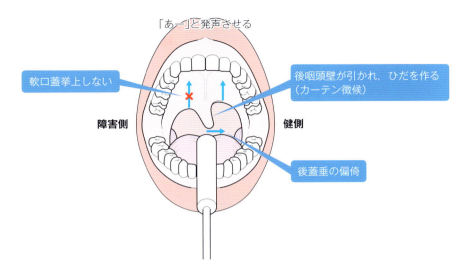

咽頭期の障害

　咽頭期は食塊の引き込みと誤嚥の予防で構成される。食塊の引き込みが障害されると咽頭残留や咳嗽反射を認め，複数回嚥下や喉を通らないといった嚥下困難感を呈する。喉頭口閉鎖，声門閉鎖による誤嚥の予防機構が障害されると，特に液体で嚥下後早期にむせる。食塊の咽頭残留や胃食道逆流が生じると，嚥下後に時間を置いてむせる。咽頭残留や誤嚥が生じた際には，声の変化などの所見が認められる。

　球麻痺は，咽頭期嚥下運動の惹起不全，嚥下パターン出力の異常，出力低下，喉頭感覚の低下がある[17]。喉頭の前方移動や咽頭筋麻痺，輪状咽頭筋麻痺（食道入口部開大の異常）による，食塊の引き込みが障害される。声帯麻痺を呈すると声門閉鎖が困難になることで誤嚥が生じる。またエアスタックが困難になるため，咳嗽力が低下し，喀痰を阻害する。喉頭感覚が低下していると誤嚥時に咳嗽反射が生じにくくなり，下気道に侵入した食物が喀出されず，誤嚥性肺炎をきたす。

　仮性球麻痺は，嚥下運動のパターンは保たれているが，咽頭期の嚥下運動の惹起が遅延し，口腔期と咽頭期のタイミングのズレにより誤嚥が生じる。大脳基底核領域の梗塞では，パーキンソニズムや構音障害を呈し，夜間の不顕性誤嚥を増加させ，誤嚥性肺炎を生じやすい[18]。

　覚醒度，注意の障害や頸部，体幹の麻痺によって頸部屈曲位が保持できず，伸展位になると下気道と咽頭の位置関係が直線となり誤嚥しやすくなる。

2. 機能的原因
- 覚醒度の障害
- 注意障害
- 頸部，体幹の運動麻痺
- 姿勢調節障害
- 球麻痺
- 仮性球麻痺

食道期の障害

　食道期は食塊を食道括約筋の弛緩と食道入口部の拡大による食道内へ移送，食道の蠕動運動による胃への移送で構成される。

　球麻痺で咽喉頭筋が麻痺すると，輪状咽頭筋の過収縮を呈し，食道入口部の開大不全となる。食塊の通過障害により「戻り」が生じる。

　四肢，体幹の麻痺や姿勢調節障害により，体幹が過度に屈曲した座位姿勢では腹部を圧迫を圧迫し「戻り」の原因となる。

2. 機能的原因	● 球麻痺 ● 姿勢調節障害

● 文献

1) 井上　誠：摂食・嚥下障害患者への対応を考える前に必要な知識の整理－摂食嚥下の生理学を中心に－．日補綴会誌 5 (3)：254-264, 2013.
2) 日本神経治療学会治療指針作成委員会：標準的神経治療：神経疾患に伴う嚥下障害．神経治療 31 (4)：441-442, 2014.
3) 医療情報科学研究所 編：病気が見える vol.7 脳・神経，34，メディックメディア，2011.
4) 杉本久美子：味覚・うま味と自律神経活動．日味と匂会誌 17：109-115, 2010.
5) 山村健介：摂食・嚥下の基礎．化学と生物 51 (5)：302-309, 2013.
6) 本間和代ほか：自由咀嚼と片側咀嚼の機能的差異の検討．補綴誌 49：459-468, 2005.
7) 医療情報科学研究所 編：病気が見える vol.7 脳・神経，214，メディックメディア，2011.
8) 矢作理花ほか：ヒトにおける咽頭・喉頭部および舌の化学刺激による嚥下誘発．日本味と匂学会誌 12 (3)：251-254, 2005.
9) Logemannj A, et al.：Effect of sour on oropharyngeal swallowing measures in patients with neurogenic dysphagia. J Speech Hear Res 38 (3)：556-563, 1995.
10) 海老原　覚ほか：誤嚥による咳嗽．日本胸部臨床 74 (11)：1217-1226, 2015.
11) 聖隷三方原病院嚥下チーム：嚥下障害ポケットマニュアル，第2版，医歯薬出版，2001.
12) 医療情報科学研究所 編：病気が見える vol.7 脳・神経，139，メディックメディア，2011.
13) Burvill PW, et al.：Prevalence cf depression after stroke: the Perth Community Stroke Study. Br J Psychiatry 166：320-327, 1995.
14) 森脇元希：これならできる！嚥下評価とリハ介入の実践編②．呼吸器ケア 14 (2)：88-92, 2016.
15) 巨島文子：摂食・嚥下障害，構音障害－診察の進め方とスクリーニング，検査．mecicina 51 (7)：1238-1241, 2014.
16) よくわかる嚥下障害（藤島一郎 編），改訂第3版，永井書店，2012.
17) 巨島文子：脳梗塞に伴う摂食嚥下障害摂食・嚥下障害．理学療法京都 44：2-6, 2015.
18) Nakagawa T, et al.：High incidence of pneumonia in elderly patients with basal ganglia infraction. Arch intern Med 10：321-324, 1997.

脳卒中患者の嚥下障害の評価

山口育子

　摂食・嚥下障害は医学的に誤嚥性肺炎，低栄養，窒息，脱水などの原因となり転帰不良と死亡のリスクを増加させる。そのため，経口摂取を開始するかの判定では適切な評価が必要となる。さらに，経時的に変化する脳卒中患者の身体機能や精神機能，摂食・嚥下機能に対応したリハビリテーションを実施するには，摂食・嚥下機能の的確な評価が必要である。

　本章では，脳卒中患者の嚥下障害の評価項目として，問診とフィジカルアセスメント，スクリーニング検査，機器などを用いた検査について述べ，さらに総合的な嚥下能力の評価について述べる。

問診とフィジカルアセスメント

問診

　問診は患者自身の自覚的な訴え，さらに家族からの他覚的な訴えを聴取することが重要である。脳卒中に限らず，嚥下障害が疑わしい場合の問診のポイントを表1にまとめる。むせが嚥下障害の重要なサインであることは間違いないが，むせのない誤嚥（不顕性誤嚥，silent aspiration）も存在するため，むせ以外の情報を入念に聞き出す必要がある。

表1　問診のポイント

項目	ポイント
むせ	●むせの有無と頻度 ●どういう食事内容のときにむせるか ●むせやすい姿勢があるか
咳・痰	●食事中，食事後のどのタイミングで咳が出るか ●咳が出やすい姿勢があるか ●痰の有無，性状 ●痰に食物の混入があるか
咽頭部の違和感	●食後の食物残留感があるか
食欲低下と体重の減少	●むせや咳，食事による疲労のため，食欲低下や体重減少がないか
食事時間	●以前と比較して食事時間が遅くなったか
食べ方	●口からこぼれる ●口の中に食物が残る
声の変化	●食事を契機にガラガラ声になるなどの変化はあるか

また，問診の際は病歴の聴取が必須となる。脳卒中患者の多くは高齢であることから，何らかの疾患や既往歴を有し，器質的な変性や機能的な変性，心因性の問題も兼ね揃えていることが多い。それらの疾患が直接的に摂食・嚥下障害を引き起こしているかどうかの判断が重要である[1]（表2）。さらに，疾患を有している場合，服薬の副作用も摂食・嚥下機能には影響を与える可能性がある[1]（表3）。問診の際には服薬情報を含む多くの情報を整理する必要がある。

　問診と併せて，藤島の作成した質問紙[2]（表4）の使用が特異度・敏感度ともに信頼性が高く[3]有益である。質問紙に基づくチェックは，患者本人が認識しづらい症状に関しての聞き取りが可能であり総合的な摂食・嚥下の問診が可能となる。

表2　嚥下障害を引き起こす基礎疾患

1. 器質的な原因	口腔，咽頭	腫瘍，扁桃炎，甲状腺腫大による圧迫
	食道	食道炎，腫瘍，食道裂孔ヘルニア，大動脈瘤などの圧迫，リンパ節腫大
2. 機能的な原因	中枢性障害	脳血管障害，脳炎，脳外傷，脳腫瘍，変性疾患（パーキンソン病，筋萎縮性側索硬化症）
	末梢神経障害	末梢神経炎，外傷，Guillain-Barré症候群
	神経筋疾患	重症筋無力症，筋ジストロフィー，膠原病，糖尿病性ミオパチー
3. 心因的な原因	ヒステリー，うつ病，心身症，拒食症	

文献1）より引用

表3　嚥下障害を引き起こしやすい服薬

中枢神経抑制作用を起こす薬剤	睡眠導入薬，抗精神病薬，抗うつ薬，抗不安薬，抗てんかん薬，筋弛緩薬
口腔乾燥を引き起こす薬剤	抗コリン薬，抗ヒスタミン薬，抗うつ薬，抗精神病薬，利尿薬，抗不整脈薬，抗がん剤
錐体外路系副作用を引き起こす薬剤	抗精神病薬，制吐薬，胃腸機能調整薬
食道括約筋圧を低下させる薬剤	抗コリン薬，抗うつ薬，機関誌拡張薬，交感神経抑制薬，カルシウム拮抗薬

文献1）より引用

表4　摂食・嚥下障害の質問紙（藤島ら）

あなたの嚥下（飲み込み，食べ物を口から食べて胃まで運ぶこと）の状態について，いくつかの質問をいたします。いずれも大切な症状です。よく読んでA，B，Cのいずれかに丸を付けてください。この2，3年のことについてお答えください。

1	肺炎と診断されたことがありますか？	A. 繰り返す	B. 一度だけ	C. なし
2	やせてきましたか？	A. 明らかに	B. わずかに	C. なし
3	物が飲み込みにくいと感じることがありますか？	A. よくある	B. ときどき	C. なし
4	食事中にむせることがありますか？	A. よくある	B. ときどき	C. なし
5	お茶を飲むときにむせることがありますか？	A. よくある	B. ときどき	C. なし
6	食事中や食後，それ以外のときにも喉がゴロゴロ（たんがからんだ感じ）することがありますか？	A. よくある	B. ときどき	C. なし
7	のどに食べ物が残る感じがすることがありますか？	A. よくある	B. ときどき	C. なし
8	食べるのが遅くなりましたか？	A. たいへん	B. わずかに	C. なし
9	硬いものが食べにくくなりましたか？	A. たいへん	B. わずかに	C. なし
10	口から食べ物がこぼれることがありますか？	A. よくある	B. ときどき	C. なし
11	口の中に食べ物が残ることがありますか？	A. よくある	B. ときどき	C. なし
12	食物や酸っぱい液が胃からのどに戻ってくることがありますか？	A. よくある	B. ときどき	C. なし
13	胸に食べ物が残ったり，つまった感じがすることがありますか？	A. よくある	B. ときどき	C. なし
14	夜，咳で寝られなかったり目覚めることがありますか？	A. よくある	B. ときどき	C. なし
15	声がかすれてきましたか（がらがら声，かすれ声など）？	A. たいへん	B. わずかに	C. なし

文献2）より引用

フィジカルアセスメント

　フィジカルアセスメントは，患者の様子を視診，触診などにより判断できる重要な評価である。局所的な摂食・嚥下機能の評価はもちろん，それに影響を与える頸部や体幹の機能，座位保持能力，呼吸状態など，全身的な評価を求められる。フィジカルアセスメントのチェックポイントを表5に示す。

表5　フィジカルアセスメントに必要なチェックポイント

全身的機能	1	意識レベル
	2	注意障害や失認，失行，失語などの高次脳機能障害
	3	咳，痰，努力性呼吸などの呼吸機能
	4	姿勢（頸部，体幹の対称性，座位バランス能力など）
	5	運動麻痺（上肢，下肢，体幹の麻痺の程度，弛緩性麻痺，痙性麻痺）
	6	不随意運動（運動失調，振戦など）
	7	健側筋力
	8	循環動態
局所的機能	9	口腔内の状況や咽頭反射（嚥下反射，咽頭反射，下顎反射）
	10	咀嚼・嚥下筋力（咬筋，舌骨上筋）
	11	脳神経異常（三叉神経，顔面神経，舌咽神経，迷走神経，舌下神経）
	12	構音障害

全身的機能

　全身状態として，血圧や体温，呼吸数や心拍数などのバイタルサインを確認し，嚥下に影響を与える意識レベルや高次脳機能障害の有無を確認する。さらに，摂食・嚥下障害に伴う低栄養状態や脱水の有無を，検査データも併せて確実にチェックする。微熱や呼吸苦，咳や痰の増加などは誤嚥性肺炎の症状であることから特に注意が必要である。

　呼吸機能に関しては，呼吸パターンと嚥下運動との協調性が重要である。呼気相で嚥下を行い，嚥下時には0.6～0.8秒の無呼吸時間（嚥下性無呼吸）が作られることで気道への嚥下物の流入を防いでいるが，それらのタイミングが合わないことで誤嚥が生じる。よって，呼吸パターンと嚥下とのタイミングを確認する。さらに，呼吸補助筋の過緊張が嚥下筋に影響を及ぼし舌骨，喉頭の動きを阻害することにもなるので，筋緊張や左右差を触診などにより評価する。また，随意的に自己喀痰できるか，そのための呼吸筋力や胸郭拡張性を有しているかなども評価する。

　姿勢や健側筋力に関しては，嚥下筋の活動に影響を及ぼす脊柱のカーブ，脊柱と頭頸部のアライメント，左右の対称性などを評価する。姿勢と嚥下機能に関しては第7章で詳しく述べる。

局所的機能

　口腔内の清潔が保たれていないと唾液などの嚥下物に雑菌が付着し，誤嚥すると誤嚥性肺炎を引き起こす。舌苔（図1a）の有無，齲歯など口腔内の衛生状況を確認する。併せて，義歯の適合性も確かめる。廃用の影響は口腔内にも現れ，経年的に使用している義歯の不適合により咀嚼や舌運動を阻害する場合がある。

　反射に関しては，観察によって唾液を嚥下して嚥下反射が起こるか，その際のむせによる咳反射が起こるかの評価を行うのが一般的である。鼻腔チューブから直接少量の水を滴下して嚥下反射を確認したり（簡易嚥下誘発試験，後述），1％濃度のクエン酸溶液の吸入で1分間に5回以上咳が出るか確認したりする方法もある（咳テスト）。

図1　口腔内の異常所見

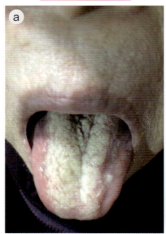 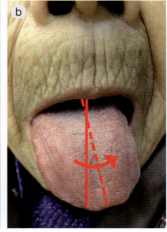 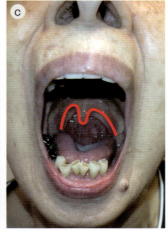

a：舌苔　　b：舌の偏位　　c：カーテン徴候

文献1）より許可を得て転載

図2　GSグレードの測定方法と判定基準

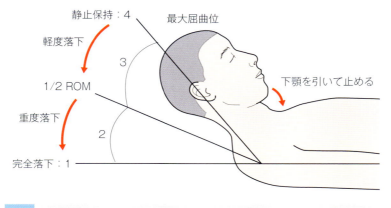

1	完全落下	途中で保持できず床上まで落下するもの
2	重度落下	頸部屈曲可動域の2分の1以上落下するが止まるもの
3	軽度落下	可動域の2分の1以内で落下が止まるもの
4	静止保持	最大屈曲位で落下せずに止まるもの

　嚥下筋力評価として舌骨上筋筋力を評価するGSグレードがある。GSグレードは背臥位で頭部挙上し顎引き位を保持できるかを確認する。4段階で評価され，3以下を舌骨上筋の筋力低下と判定する[4]（図2）。

　神経学的所見として，舌の変位（図1b），カーテン徴候（図1c）など，咀嚼および舌運動の麻痺の有無を確認する。舌運動評価は，パ・タ・カ・ラなどの音を30秒間で何回反復できるかを測定するディアドコキネシスや挺舌距離が用いられる。機器を用いて舌圧を測定することも行われる。最大舌圧の目安として成人男性35kPa以上，成人女性30kPa以上，60歳代で30kPa以上，70歳代で20kPa以上が目標値となる[5]。

スクリーニング検査

　摂食・嚥下障害が疑われる際には，嚥下スクリーニング検査を実施する。スクリーニング検査はベッドサイドで簡便に評価でき，水，唾液，プリンといった嚥下する物の違いによりテストが異なる。

改訂水飲み試験（MWST）

　日本では従来30mLの水分嚥下を用いた窪田の方法[6]が用いられていたが，感度，特異度の情報がなく，重症例などへの対応が困難であった。50mL，85mL，100mLの水飲みテストも検討されてきたが，やはり多量の水分嚥下は重症例に用いることができず，かえって誤嚥を引き起こすことが多かった。そこで，3mLと少ない冷水を用いて嚥下運動を評価する改訂水飲み試験（Modified Water Swallow Test；MWST）が考案された[7]。

　口腔底に水を入れる際に誤嚥を起こさないように，最初は口腔底で保持した後に嚥下を

行わせる。カットオフ値を3点とする嚥下有無判別の感度は0.70，特異度は0.88と報告されている[8]。評価として嚥下が良好な4点以上の患者に対しては複数回の検査を実施し，悪い場合の結果を用いて判定する（表6）。

簡易嚥下誘発試験（Simple Swallowing Provocation Test；SSPT）は鼻腔チューブを上咽頭に挿入して0.4 mLの水を滴下，次いで2 mLの水を滴下して嚥下反射を確認する。滴下後3秒以上反射が起こらない場合を異常所見とする。誤嚥性肺炎を検出する感度は，0.4 mLの水で感度1.00，特異度0.84，2 mLの水で感度0.76，特異度1.00であり，検出するには優れた検査である[7]。

表6 改訂水飲みテスト（MWST）と食物テスト（FT）の評価基準

1	嚥下なし，むせる and/or 呼吸切迫
2	嚥下あり，呼吸切迫（不顕性誤嚥）
3	嚥下あり，呼吸良好，むせる and/or 湿性嗄声（およびFTでは口腔内残留中等度）
4	嚥下あり，呼吸良好，むせない（およびFTでは口腔内残留ほぼなし）
5	4に加え，反復嚥下が30秒以内に2回可能

文献7）より引用

反復唾液嚥下試験（RSST）

反復唾液嚥下試験（Repetitive Saliva Swallowing Test；RSST）は嚥下のスクリーニングとして最も簡便で安全な検査である。検者の第3指が被検者の甲状軟骨，第2指を舌骨に軽く当てて30秒間に行える嚥下の回数を確認する触診法である（図3）。甲状軟骨が指を十分に乗り越えた場合に1回とカウントし，完遂しない嚥下は除外する。高齢者におけるスクリーニング値として，3回/30秒間のカットオフ値を設定し，基準値以下は誤嚥のリスクありと判定され，感度は0.98，特異度は0.66と報告されており[9, 10]，簡便に実施できるにもかかわらずスクリーニングとしては優れた検査である。

図3 RSST：反復唾液嚥下テスト

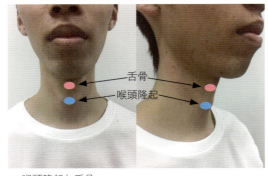

a. 喉頭隆起と舌骨

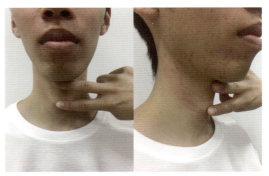

b. 指腹を当て，唾液嚥下運動を繰り返させる

食物テスト（FT）

食物テスト（Food Test；FT）は茶さじ一杯（4g）のプリンを嚥下させて評価する簡便なスクリーニング検査である。嚥下後に，口腔内にプリンの残留が認められるかどうかで判定する。主として咀嚼による食塊形成機能，咽頭への移送機能を評価できる。評価の判定はMWSTと同等でありカットオフ値は4点である（表6）。感度は0.72，特異度は0.62と報告され[11]，口腔期から咽頭期の検査として多用される。

頸部聴診法（図4）

聴診器を用いて呼吸音と嚥下音を評価する検査である。ステートで嚥下を阻害しないように小型の聴診器のほうが，頸部の非対称性が目立つ片麻痺患者には適している。聴診部位は，純粋に嚥下音のみを確認するために，頸動脈の拍動や喉頭挙上運動などの音声を検出しないよう輪状軟骨直下気管外側がよい。ここでは気管呼吸音も検出される。

評価にあたっては正常の呼吸パターンと嚥下パターン，そのタイミングを理解しておく必要がある。咀嚼中には清明な呼吸音があり，嚥下が発生するときには呼吸が停止し嚥下が終わると呼気から始まるという一定のリズムが聴取できる。異常がある場合は，呼吸と嚥下のリズムが崩れ，嚥下反射前に咽頭へ食塊が流れ込む移送音，喘鳴，咳，湿性嗄声などが聴取される。誤嚥の有無に関する判定について，感度は0.84，特異度は0.71と報告されている[12]。

これらのスクリーニングテストは，次に述べる機器を用いた検査と比較すると摂食・嚥下障害を見逃す可能性があることを念頭に置く必要がある。Martinoらは脳卒中後の嚥下障害の頻度はスクリーニングテストで判定すると40％前後，嚥下造影検査や嚥下内視鏡検査で併用して判定すると60％前後としている[13]。また，むせのない誤嚥を40％見落とすとされている[14]。よって，維持期や介護福祉領域であっても可能であればスクリーニングテスト以上の検査を実施することが推奨される。

図4　頸部聴診法

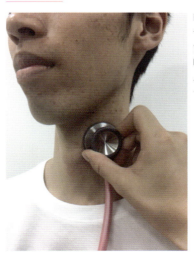

輪状軟骨直下気管外側で，気管呼吸音と嚥下音を聴診する。嚥下前は呼気相，嚥下の瞬間に無呼吸となり，嚥下後に呼気相から再開する。このパターンの確認や，異常呼吸音・むせ込みの有無などを確認する

機器を用いた検査

嚥下造影検査（VF，図5）

嚥下造影検査（Video Fluorography；VF）はゴールドスタンダードとして実施される検査である。X線を透視し造影剤を嚥下させることにより口腔から咽頭，食道へと流れる状態を確認することができる。造影剤は一般的に硫酸バリウムが用いられる。誤嚥した場合に気管支に付着して残ることがあるが，少量ならば繊毛運動で排泄されるので肺毒性はない。濃度の調節が容易であり，ゼリーにしたりバリウムパウダーを使ってクッキーにしたりすることもできる。

透視した状態で，食塊とそのまとまり方，嚥下器官の各運動とタイミング，咽頭残留や誤嚥の状態，複数回嚥下の有無などを視覚的に評価できる。特に，舌骨・喉頭の前上方挙上，舌根後退の程度，咽頭収縮の強さ，喉頭蓋閉鎖，食道入口部開大，食塊の早期咽頭流入，喉頭蓋谷への貯留，気道侵入などが確認可能である。

長所として，嚥下時の姿勢を，座位やリクライニング位などと変更し，現在の患者の嚥下状態に最も安全で有効と考えられる姿勢での嚥下を実際に試行して効果検証が可能である。一方，短所としては，被ばくさせていることから長時間や複数回の検査が困難であることが挙げられる。

嚥下内視鏡検査（VE，図6）

嚥下内視鏡検査（Video Endoscopy；VE）は，着色水やゼリー，プリンなどを嚥下させ，鼻咽喉ファイバースコープを用いて，直接的に視覚により嚥下状態を確認する検査である。声門閉鎖の機能や，食塊の咽頭残留，喉頭侵入，嚥下反射時の鼻咽頭腔閉鎖のなどの状態を確認する検査である。喉頭閉鎖機能の検査は，発生と息こらえをさせて閉鎖の確実性を観察する。ファイバースコープの先端で咳反射を誘発させて咽頭や喉頭の感覚を確認することもできる。

長所としては，携帯性に優れており病室や在宅など場所を問わず実施が可能である。状態が不安定で体動が困難な急性期の患者にも実施できる。さらにVFとは異なり，被ばくの

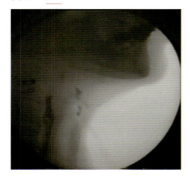

図5　VF

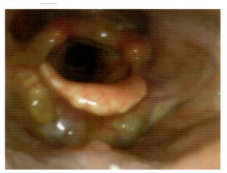

図6　VE

危険性がないため，複数回の検査が可能であり，実際の食事を用いて検査することも可能である。摂食・嚥下障害では，食形態や水分など性状の違いにより反応が異なるため複数回実施できることは意義が大きい。一方，短所としては咽頭期に特化した検査であることから，準備期，口腔期などの検査は困難である。また，実際に嚥下が行われた際にはホワイトアウト状態となり視覚的な確認が困難であることが挙げられる。

超音波画像診断

　超音波画像診断は，循環器や消化器において諸臓器の動態を視覚的にかつ簡便に，被ばくの危険性もなく使用できるため用いられてきた。近年ではリハビリテーションの現場でも骨格筋の動態を把握する目的で用いられるようになっている。さらに，摂食・嚥下機能の評価においても，オトガイ下部，甲状軟骨外側にプローブを当てて，嚥下中の舌と舌根部を含む咽頭部および軟口蓋の動態評価に活用される。被ばくなど声帯への危険性が少なく，さまざまな食品の嚥下を施行することができ，一口での嚥下量も設定が可能である。Bモード画像で嚥下時の舌運動を観察でき，1回の嚥下に要する時間が測定できることがすでに報告されている[15]。

　しかし，超音波画像診断では咽頭運動を視覚化することは可能であるが，誤嚥の有無や程度を判定することは困難である。筆者らは，超音波画像診断の短所を補うため，頸部聴診法が誤嚥の有無を検出できることに着目し，超音波画像診断装置と心音マイクを用いて，嚥下時の咽頭運動評価の妥当性と再現性を検討している。結果，咽頭運動時間とその間の平均周波数解析を行い，超音波画像診断は誤嚥状態にある患者の定量的な評価として有効な手段であり，VFを用いた測定値と比較しても同程度の再現性が得られた[16]。

総合的な嚥下能力評価

　日本摂食・嚥下リハビリテーション学会では，総合的な評価表として摂食・嚥下障害の評価（簡易版）を作成している[17]（表7）。これは，在宅，入院，施設入所などの場面や急性期では摂食・嚥下障害の有無を判断する際に，最低限必要なポイントを示している。

　MASA（Mann Assessment of Swallowing Ability）は，覚醒，協力，言語理解，呼吸，嚥下後呼吸数，失語症，失行症，構音障害，流涎，口唇閉鎖力，舌運動，舌筋力，舌協調性，食塊形成，咽頭反射，軟口蓋運動，食塊のクリアランス（口腔内残留），口腔移送，咳反射，随意的な咳，発声，気管切開，咽頭相，咽頭の反応の24項目について評価する。各項目を3〜5段階，総合点で評価する。臨床評価法として信頼性，妥当性ともに高い[18]。

　藤島らにより，実際の食事レベルを10段階にグレード化した，摂食・嚥下能力のグレードが示されている[19]（表8）。グレード化することで，変化を数値化でき，また「できるレベル」と「しているレベル」の乖離がみえるので対応することが可能となる。

　才藤らにより摂食・嚥下障害の臨床的重症度に関する分類が示されている[20]（表9）。重症度を7段階で評価し，食事，経管栄養，直接的訓練，在宅管理などの対応についても記載されている。

　介護予防の現場で用いられる口腔機能の評価表は（表10），口腔運動機能，咀嚼機能，スクリーニングテストを含んだ嚥下機能を総合的に評価している。

表7 摂食・嚥下機能評価表

主訴ないし症状			
原因疾患／基礎疾患		関連する既往歴	
栄養方法	経口摂取：常食・粥・きざみ・その他（　　　　　）絶食		
	水分：トロミなし・トロミ付き・禁		
補助(代替)栄養	なし・経鼻経管・胃瘻・点滴・その他	座位耐久性	十分・不十分・不可

1. 認知		**6. 発声・構音（気切：無・有[カフ：無・有]）**	
意識	清明・不清明・傾眠	発声	有声・無声・なし
意思表示	良・不確実・不良	湿性嗄声	なし・軽度・重度
従命	良・不確実・不良	構音障害	なし・軽度・重度
食への意欲	あり・なし・不明	開鼻声	なし・軽度・重度
その他：		その他：	
2. 食事		**7. 呼吸機能**	
摂取姿勢	椅子・車椅子・端座位・bed up（　　）	呼吸数	回/分
摂取方法	自立・監視・部分介助・全介助	随意的な咳	十分・不十分・不可
飲食中のむせ	なし・まれ・頻回	その他：	
口腔内食物残留	なし・少量・多量		
流涎	なし・少量・多量	**8. スクリーニングテスト**	
その他：		反復唾液嚥下テスト	回/30秒
3. 頸部		喉頭挙上	十分・不十分・なし
頸部可動域	制限なし・少し動く・不動	改訂水飲みテスト(3mL,　　mL)	
その他：		1. 嚥下なし，むせる　and/or　呼吸切迫	
4. 口腔		2. 嚥下あり，呼吸切迫（silent aspiration疑い）	
義歯(不要・要)	適合・不良・なし	3. 嚥下あり，呼吸良好，むせる　and/or　湿性嗄声	
衛生状態(口腔)	良好・不十分・不良	4. 嚥下あり，呼吸良好，むせなし	
その他：		5. 4.に加え，追加空嚥下運動が30秒以内に2回可能	
		その他：	
5. 口腔咽頭機能		**9. 脱水・低栄養**	
開口量	3横指・2横指・1横指以下	皮膚・眼・口の乾燥	なし・軽度・重度
口角下垂	なし・あり（右・左）	るいそう	なし・軽度・重度
軟口蓋運動(/ア/発声時)	十分・不十分・なし	その他：	
咬合力	十分・不十分・なし	**10. まとめ**	
舌運動　挺舌	十分・下唇を越えない・不能	治療方針：指導のみ・外来訓練・入院訓練・他院へ紹介・他	
偏位	なし・あり（右・左）		
口腔感覚異常	なし・あり（部位：　　　）		
その他：		**11. 検査**	
		VF	済（　/　）・予定（　/　，未定)
評価者氏名／職種		VE	済（　/　）・予定（　/　，未定)

文献17）より引用

表8　摂食・嚥下能力のグレード（藤島）

重症　経口不可	1	嚥下困難または不能。嚥下訓練適応なし
	2	基礎的嚥下訓練のみの適応あり
	3	条件が整えば誤嚥は減り，摂食訓練が可能
中等症　経口と補助栄養	4	楽しみとしての摂食は可能
	5	一部（1〜2食）経口摂取
	6	3食経口摂取＋補助栄養
軽症	7	嚥下食で，3食とも経口摂取
	8	特別に嚥下しにくい食品を除き，3食経口摂取
	9	常食の経口摂取可能。臨床的観察と指導要する
正常	10	正常の摂食・嚥下能力

文献19）より引用

表9　摂食・嚥下障害の臨床的重症度に関する分類（才藤）

			食事	経管栄養	直接的訓練	在宅管理	備考
	7	正常範囲	常食	不要	必要なし	問題なし	
	6	軽度問題	軟飯・軟菜食など　義歯・自助具の使用	不要	時に適応	問題なし	食事動作や歯牙の問題など経過観察でよいレベル
誤嚥なし	5	口腔問題	軟飯・軟菜食・ペースト食など　食事時間の延長　食事に指示，促しが必要　食べこぼし，口腔内残留が多い	不要	適応　一般施設や在宅で可能	可能	先行期，準備期，口腔期の問題
	4	機会誤嚥	嚥下障害食から常食　誤嚥防止方法が有効　水の誤嚥も防止可能　咽頭残留が多い場合も含む	時に間欠的経管法の併用	適応　一般施設や在宅で可能	可能	医学的に安定
	3	水分誤嚥	嚥下障害食　水を誤嚥し誤嚥防止方法が無効　水分に粘着剤必要	時に間欠的経管法・胃瘻の併用	適応　一般施設や在宅で可能	可能	医学的に安定
誤嚥あり	2	食物誤嚥	経管栄養法	長期管理に胃瘻の検討	適応　専門施設で可能	可能	医学的に安定　難治の場合，機能再建術の検討
	1	唾液誤嚥	経管栄養法	長期管理に胃瘻の検討	困難	困難	唾液を誤嚥　医学的に不安定　難治の場合，気管食道分離術の検討

文献20）より引用

表10　口腔機能の評価

●口腔運動機能

	(1) うがいテスト		(2) 運動の速度, 巧緻性
名称	①リンシング(ぶくぶくうがい)テスト	②ガーグリング(ガラガラうがい)テスト	オーラル・ディアドコキネシス
方法	口唇閉鎖, 口腔と咽頭の遮断などそれぞれの器官の運動が正常であることが, ブクブクうがいができる条件となる	頸部を後屈させ, 舌口蓋閉鎖をしつつ呼気を少しずつ吐くことで可能になる	口角や舌の動きの速度やリズムを評価する. 決まった音を繰り返し, なるべく早く発音させ, その数やリズムの良さを測定する. 10秒間測定して, 1秒間に換算する.
判定基準・記載	1 できる 2 口角から少量の水がこぼれ落ちる(口角が濡れる) 3 口角から大量の水がこぼれる 4 水を飲んでしまう　水が鼻に回る 5 測定不能	1 できる 2 水を少し飲んでしまう 3 むせる 4 むせてできない 5 測定不能	パ音：口唇の動きを評価する タ音：舌の前方の動きを評価する カ音：舌の後方の動きを評価する パ・タ・カ繰り返し(パタカパタカ……)

●咀嚼機能

	(1) 咬合力評価	(2) 咀嚼力評価
名称	(1) 咬合力評価	(2) 咀嚼力評価
方法	デンタルプレスケールを用い評価する. 3秒間噛みしめ, 印記されたものを専門機器で解析する	咀嚼力に従い色が徐々に変わるガムである, 咀嚼力判定ガムを用い評価する. 2分間噛ませた後に, 付属のカラーチャートと比較して評価を行う
判定基準・記載	咬合力：単位N(ニュートン). 歯列全体にかかっている咬合力を合わせた値を表す. 1≒0.102cm2　※個人差はあるが, キログラムに換算して, 大体自分の体重くらいの咬合力を持っているのが平均といわれている (　　　)N	1 > 2 > 3 > 4 > 5　カラーチャート カラーチャート：1・2・3・4・5

●嚥下機能

	(1) 反復唾液嚥下テスト(RSSTテスト)	(2) 改訂水のみテスト(MWSTテスト)
名称	(1) 反復唾液嚥下テスト(RSSTテスト)	(2) 改訂水のみテスト(MWSTテスト)
方法	30秒間に, 空嚥下を可能な限りしてもらう. 飲み込む際には, 喉頭(のどぼとけ)が約2横指分上に持ち上がる. 評価者は, 人差し指と中指の腹を当てて, のどぼとけの動きを確認しながら評価する. 飲み込んだ際の時間を, 回数に応じて記録しておく. 最大1分間観察し, 1回目の飲み込みに要した時間, 2回目に要した時間, 3回目に要した時間を記録する	冷水3mLを口腔前庭に注ぎ嚥下するよう指示する. 可能なら追加して2回嚥下運動してもらい, 最も悪い嚥下活動を評価する
判定基準・記載	3回以上　正常(健常な成人の場合, 30秒に7〜8回程度飲み込むことができる) 3回未満　誤嚥を有している可能性が高い 記載方法　A 30秒間の回数 → (　　　)回 　　　　　B 積算時間　1回目(　　)秒 　　　　　　　　　　　2回目(　　)秒 　　　　　　　　　　　3回目(　　)秒	1 嚥下あり, 呼吸良好, むせない, 湿性嗄声なしに加え空嚥下の追加を指示し, 30秒以内に2回空嚥下が可能 2 嚥下あり, 呼吸良好, むせない, 湿性嗄声なし　※2なら合計3回施行し, 最も悪い嚥下を評価する 3 嚥下あり, 呼吸良好, むせる and/or 湿性嗄声 4 嚥下あり, むせない and/or 呼吸変化または湿性嗄声 5 嚥下なし, むせる and/or 呼吸切迫

文献21) より引用

まとめ

　脳卒中患者の摂食・嚥下機能の評価は，VFをゴールドスタンダードとして，いくつかのスクリーニングテストが存在し，その有用性も示されている．しかし，脳卒中患者においては，局所的な嚥下機能にのみ着目するのではなく，身体の左右非対称性，頸部・体幹機能，全身の筋力や呼吸機能の低下，姿勢不良などの全身的な評価を実施しなくてはならない．

●文献

1) 内田　学：嚥下障害．脳卒中理学療法の理論と技術（原　寛美ほか編），改訂第2版，471-483，メジカルビュー社，2016．
2) 藤島一郎 編：症状とスクリーニング．よくわかる嚥下障害，改訂第2版，80-92，長井書店，2005．
3) 大熊るり：摂食・嚥下障害スクリーニングのための質問紙の開発．日摂食嚥下リハ会誌 6 (1)：3-8，2002．
4) 吉田　剛ほか：喉頭位置と舌骨上筋群の筋力に関する臨床的評価指標の開発およびその信頼性と有用性．日摂食嚥下リハ会誌 7 (2)：143-150，2003．
5) Utanohara Y, et al.：Standard value of maximum tongue pressure taken using newly developed disposable tongue pressure measurement device. Dysphagia 23 (3)：286-290，2008．
6) 窪田俊夫ほか：脳血管障害における麻痺性嚥下障害ースクリーニングテストとその臨床応用について．総合リハビリテーション 10 (2)：271-276，1982．
7) 才藤栄一：総括研究報告書．平成11年度厚生科学研究費補助金（長寿科学総合研究事業）摂食・嚥下障害の治療・対応に関する総合的研究 厚生科学研究費補助金研究報告書，1-17，2000．
8) 戸原　玄ほか：Videofluorographyを用いない摂食・嚥下障害評価フローチャート．摂食・嚥下リハ学会誌 6 (2)：196-206，2002．
9) 小口和代ほか：機能的嚥下障害スクリーニングテスト「反復唾液嚥下テスト」(the Repetitive Salva Swallowing Test：RSST) の検討 (1) 正常値の検討．リハ医 37：375-382，2000．
10) 小口和代ほか：機能的嚥下障害スクリーニングテスト「反復唾液嚥下テスト」(the Repetitive Salva Swallowing Test：RSST) の検討 (2) 妥当性の検討．リハ医学 37：383-388，2000．
11) Scarnnapieco FA：Role of oral bacteria in the respiratory infection. J Periodontol 70：793-802，1999．
12) Zenner PM, et al.：Using cervical auscultation in the clinical dysphagia examination in long-term care. Dysphagia 10：27-31，1995．
13) Martino R, et al.：Dysphagia after stroke: incidence, diagnosis, and pulmonary complications. Stroke 36：2756-2763，2005．
14) Splaingard ML, et al.：Aspiration in rehabilitation patients: videofluoroscopy vs bedside clinical assessment. Arch Phys Med Rehabil 69 (8)：637-640，1988．
15) Peng CL, et al.：Ultrasonographic measurement of tongue movement during swallowing. J Ultrasound Med l9：15-20，2000．
16) 内田　学ほか：超音波画像診断装置と心音マイクを用いた嚥下時の咽頭運動評価の妥当性と再現性．理学療法科学 27 (5)：539-543，2012．
17) 植田耕一郎ほか：摂食・嚥下障害の評価（簡易版）日本摂食・嚥下リハビリテーション学会医療検討委員会案．日本摂食・嚥下リハビリテーション学会雑誌 15 (1)：96-101，2011．
18) Antonios N, et al.：Analysis of physician tool for evaluating dysphagia on an inpatient stroke unit: the modified Mann Assessment of Swallowing Ability. J Stroke Cerebrovasc Dis 19 (1)：49-57，2010．
19) 藤島一郎：脳卒中の摂食・嚥下障害，第2版，医歯薬出版，1998．
20) 才藤栄一ほか監：摂食・嚥下リハビリテーション（鎌倉やよい ほか編），第2版，130-179，医歯薬出版，2007．
21) 奈良県 桜井保健所（主担当）：口腔機能の評価．高齢期歯科保健指導資料（www.pref.nara.jp/secure/47230/04-hyoka.pdf）．

STの視点からみた嚥下練習
1. 一般的に実施される脳卒中患者の嚥下練習

藤田賢一

現在，わが国で加療している脳卒中患者はおよそ134万人であり，そのうち入院患者はおよそ20万人と推察されている[1]。脳卒中患者は嚥下機能に直接的に障害をきたすことが多く，40〜70％は何らかの嚥下障害が認められるといわれる[2]。しかし，その多くは発症数日〜1カ月程度で比較的速やかに改善し，重度な嚥下障害が慢性期まで残存する例は約10％程度と報告されている[2]。

言語聴覚士（ST）の有資格者は2016年現在およそ2万7千人である。脳卒中患者の摂食嚥下障害に対するSTの関与は非常に高く，専門性を発揮する必要がある。ここでは，STが一般的に実施する脳卒中患者の嚥下練習を紹介する。

間接訓練

間接訓練は，食物を用いない練習（基礎的な練習）である。口腔器官や咽頭，喉頭といった嚥下運動を行う器官に対し，機能レベルでの改善を目的に行う。食物を用いない練習であるため，誤嚥の危険性が少ない。嚥下障害の重症度にかかわらず，すべての患者を対象に実施されており，『脳卒中治療ガイドライン2015』でも推奨されている（**グレードB**）[3]。

また，これら基礎的な練習は，サルコペニアや廃用を防ぐ意味からも早期から行うことが大切である。

■口腔器官のアプローチ■
口唇と頬の練習

口輪筋の弛緩性麻痺を呈する患者は，口唇閉鎖が十分に行えなくなる。口唇閉鎖が不十分だと食事の取り込みに影響を及ぼし，食べこぼしや流涎がみられる。口輪筋の随意性がみられない場合，セラピストの指で口輪筋をつまみ介助するように収縮を促す。麻痺が中等度から軽度の患者には，口唇の開閉，突出・横引き，頬のふくらませ・へこませなどの運動を数回ずつ反復する（図1）。このとき，左右差に注意することが必要である。片麻痺では健側が過剰に働くことがあるのでそれを抑制し，麻痺側の動きを促す。

図1　口唇・下顎・頬の反復運動

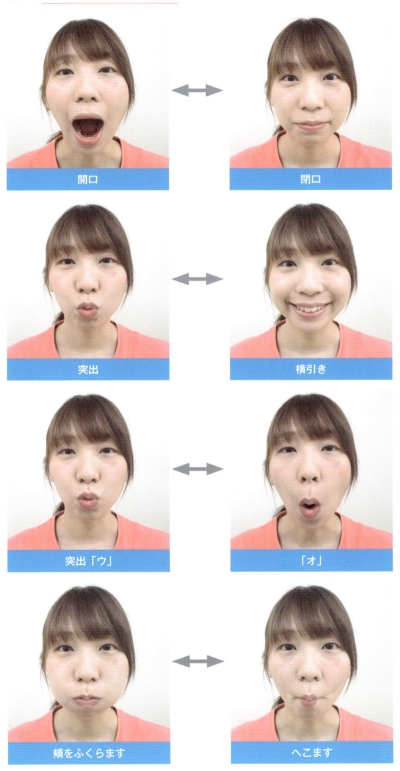

数回ずつ繰り返す

舌の練習

　舌は，食塊形成から咽頭部への送り込み時にダイナミックかつ的確な動きを必要とする。舌の運動が低下している場合，食塊形成が不良となり，麻痺側へ食物残渣がみられる。舌苔も麻痺側に発生しやすい。舌の自動運動が重度に障害されている場合は，他動的に引き出したり，上下左右への動きを促す（図2）。自動運動がみられるようになったら，舌圧子を用い徒手的な抵抗に対し前方や麻痺側に押し返したり，口腔内で挙上させる練習や（図3），突出・後退，左右，上下（舌尖の挙上下降），回旋運動などを反復して行う（図4）。筋力低下が軽度の場合，舌で頬の内側を押すことも筋力トレーニングとなる。

図2　舌の運動

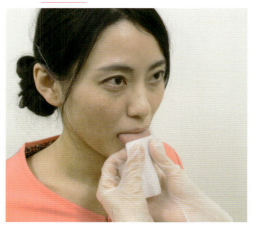

他動的に引き出し上下左右へ動かす

図3　舌圧子に抵抗した前方突出と挙上運動

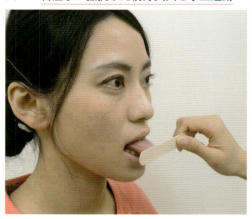 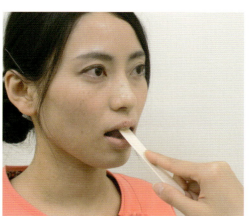

図4 舌の反復運動

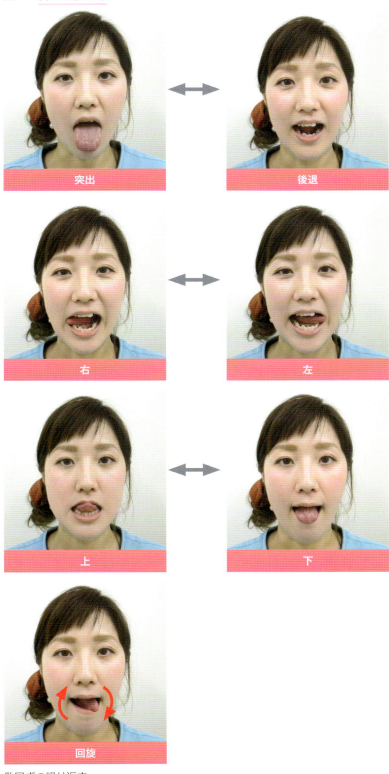

数回ずつ繰り返す

下顎の練習

　下顎は咀嚼の際に口唇や頬，舌と協調して上下運動と回旋運動を行う．筋力が低下している場合，舌圧子の徒手的抵抗に閉口するように押し返す練習を行う（図5）．また，咀嚼の練習としてガムやリンゴを切ったものなど，歯ごたえのあるものをガーゼに包み，それを咀嚼し分泌される唾液を嚥下する．ガーゼに包むことで食物の誤嚥を防ぎながら，咀嚼運動と咀嚼後の嚥下を促す．

図5　下顎の筋力増強運動

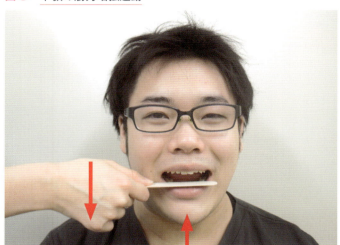

舌圧子の力に対し閉口方向へ抵抗する

軟口蓋の練習

　軟口蓋の挙上不全がある場合，食塊が鼻へ逆流したり，嚥下圧が低下するなど咽頭残留の一因となる．練習としては，吹き戻し（図6）や，コップに入った水をストローで吹く（図7）ことで軟口蓋の挙上を促す．苦痛にならない患者には舌圧子などで他動的に軟口蓋を直接挙上させる．

図6　吹き戻しを吹く練習

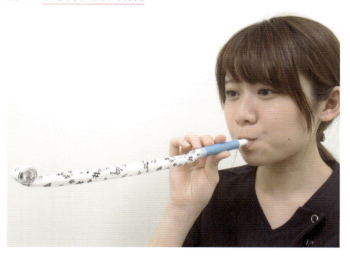

図7 ストローでコップの水を吹く練習

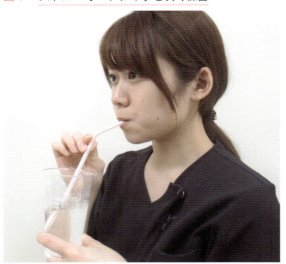

咽頭や喉頭，食道入口部のアプローチ

咽頭の練習

　嚥下反射が遅延あるいは減弱している場合，食塊の咽頭残留や誤嚥が生じてしまう。訓練としては咽頭の冷圧刺激を行う方法がある（Ⅱa）。冷やした喉頭鏡や凍らせた綿棒で舌根部や軟口蓋，口蓋弓，咽頭後壁を刺激する。単純な冷却刺激だけでなく，圧を加えたり綿棒から溶け出た液体が嚥下を誘発させる。氷片を直接口に含み嚥下する方法もある。

喉頭の練習

　喉頭挙上が不十分だと咽頭内では喉頭蓋の気道閉鎖が不十分となり，食道入口部の開大にも影響する。練習としては，喉頭挙上筋群の筋力増強を促すために，空嚥下で喉頭が一番挙上した位置で数秒止める動作を数回繰り返す。患者への説明は「ゴックンの"ゴッ"で息を止めてください」とすると理解して貰いやすい。メンデルゾーン手技やメンデルソン手技とよばれるこの方法は，直接訓練時の代償法としても行われる。

　また別の方法としては，仰臥位になり肩を床につけたまま頭部だけを1分間挙上し1分間休憩する，ということを3回繰り返す。その後，頭部の上げ下げを連続して30回繰り返す。この練習法はシャキア・エクササイズとよばれ，頭部を挙上することで頸部前面にある筋を鍛え，舌骨上筋群の筋力を向上し，喉頭挙上と食道入口部の開大を促す（Ⅱb，図8）。

　座位の取れる患者には，手で前額を徒手的に後方へ押し，それに抵抗するように押し返すことで頸部前面筋・喉頭挙上筋群の収縮を促す方法（図9）や，下顎下部から上方に向け指で徒手的な抵抗を加え，それに対し頭部を前屈させる，といった方法もある。

　また，電流で喉頭周囲筋を刺激しながら嚥下練習を行うことで，喉頭挙上筋群の収縮を促す方法もある（Ⅱa）。これは専用の機器を使用し，電極を舌骨上筋と下筋の2つ，あるいは上筋のみに貼り付け，数十分〜1時間程度継続する。電気刺激の程度により痛みを生じる場合があるので注意が必要である。

図8　シャキア・エクササイズ

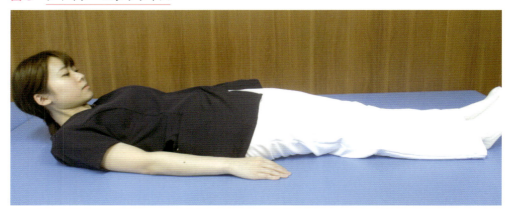

図9　手で後方へ前額を押し抵抗する

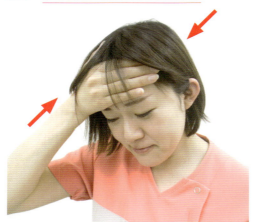
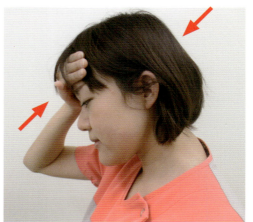

　嚥下時の咽頭収縮が弱い患者には，咽頭収縮を鍛えるトレーニングとして，舌を前方へ突出させ上下の前歯で舌尖を軽く挟むようにして保持し，空嚥下を行う。奥舌による陽圧が除外されるため，代償として起こる咽頭収縮を利用する方法である。

食道入口部の練習

　嚥下時，食道入口部は輪状咽頭筋の弛緩によって開大されるが，ワレンベルグ症候群などの球麻痺では開大不全が起こることがある。原因として輪状咽頭筋の弛緩障害や喉頭挙上障害，嚥下圧が不十分なことが考えられている[11]。訓練としては，食道まで嚥下したバルーンカテーテルを膨らませ，それを引き抜くことで食道入口部を開大するという方法がある（Ⅲ）。バルーン拡張法，あるいはバルーン訓練法とよばれる。カテーテルは，膀胱留置用の球状カテーテルや専用のカテーテルを使用する。あらかじめVF検査などX線透視下でカテーテルを嚥下し，食道内に挿入されたところでカテーテルに目印を付けておく。練習ではカテーテルを嚥下し，シリンジで空気を入れ膨らませて引き抜く，ということを繰り返す。一定期間実施した後，効果判定として食道入口部の開大の程度を再評価する。

また，フィーディングチューブを舌で咽頭へ送り込み，嚥下する方法もある。この練習は，嘔吐反射など不快な反射が起きにくい患者を対象に行う。口腔期の送り込みから嚥下まで行うので，嚥下運動の一連の流れの訓練にもなる。

直接訓練

　食物を用いて行う練習を直接訓練という。直接訓練は，覚醒状態と全身状態の安定を考慮して実施する。食物を用いて行うため，誤嚥の危険性を常に念頭に置く必要がある。患者の嚥下状態に合わせ，より安全に摂取できるよう環境や食形態，代償手段を決定する。

環境の設定

　直接訓練では，食事に集中できる環境作りに配慮する。患者の注意がそれるようなもの（テレビや他者の会話など）から遮断する。嚥下する際は，口頭で嚥下を指示し，通常は反射的に起こる嚥下運動を意識的に行うことで誤嚥のリスクを低減させる。練習前後に必ず口腔清拭や咽頭のケアを行う。

食形態の設定

　スクリーニング検査やVF検査，VE検査など嚥下機能評価の結果から，患者の嚥下能力に適した食材を設定する。絶食の患者が直接訓練を開始する際，通常はゼリーやプリンなどまとまりのよい半固形物のものを選択することが多い。段階的に歯ごたえのあるものや口腔内でまとまりにくいものにしていき，咀嚼運動や食塊形成，送り込みなどの嚥下運動を促す。液体は性質上，誤嚥しやすいものなので，トロミ剤でトロミを付けたりゼリー状に加工したりする。なお，刻み食は普通食よりも咀嚼回数が増え，食塊形成が難しくなる理由から嚥下に適さない。食形態の調整は栄養科との連携が不可欠である。

代償手段

　より安全に経口摂取するため，患者に適した代償手段を併用する。たとえば食塊が咽頭残留しやすい患者には，少量の液体やトロミを付けた液体，あるいはゼリーなどの半固形物を交互に嚥下することで咽頭の残留物を除去する。または，一口につき複数回ずつ嚥下をすることで咽頭残留の解消を図る。気道侵入が頻繁に起こってしまう患者には，息こらえ嚥下（大きく吸気をし，息をこらえ，飲み込み，最後に咳嗽または口から強い呼気をする方法）を行う（Ⅲ）。息こらえをすることで声帯の閉鎖を促し，嚥下直後に呼気を流出することで，食塊の気道への侵入を防止する。これは，嚥下時の呼吸パターンの練習にもなる。

　摂食時の姿勢にも注意が必要である。頸部が過伸展していると気道確保の姿位となってしまうため，軽く前屈させ気道への侵入を予防する。食塊が咽頭を通過する経路に角度が付くため誤嚥しにくくなり，下顎を引くことで送り込み時に舌圧が高まりやすくなる。しかし過度な顎引きは咽頭腔が狭くなりすぎ，飲み込みにくさが生じるため注意が必要である。食事中の体幹角度をギャッチアップベッドやリクライニング車椅子で30°〜60°程度に傾斜した姿勢にすることで，気道より食道が下となるため重力を利用して食塊が食道側へ流れやすくする方法もある。嚥下反射は誘発されやすいものの送り込みに難のある患者にも有

効である。姿勢の調整はPT・OTに依頼や相談をしながら行う。

　片麻痺の場合，一般的に食塊は健側を通ったほうがよいとされる[4]。検査上，麻痺側に咽頭残留がみられる患者には，患側を向くように頸部を回旋させ嚥下する。この横向き嚥下は，患者によっては健側を向いたほうが有効な場合もあるので，VF検査などで確認し行う。また，健側を下にした側臥位で嚥下する方法もあり，健側を下にすることで食塊が重力によって物理的に健側を通りやすくなる。

　自力摂取が可能な患者で，前頭葉症状や右半球症状，認知症などにより摂食ペースが速く，かき込むような食べ方をする場合は，誤嚥を招きやすい[12]。また，一口量が多すぎる場合も誤嚥のリスクが高くなるので，適切なペースと一口量で摂取することが大切である。自力摂取は上肢による食事動作も関わることなので，OTと連携しながら行う。

咳嗽の練習

　以上のような練習で，誤嚥を回避しながら安全な摂食をめざして進めていくが，万が一誤嚥した場合，あるいは誤嚥しかけた場合の防御機能として，しっかりとした強い咳嗽が必要不可欠である。咳嗽が不可能な患者には，咳嗽の代用手段としてハフィングを行うことから開始する。十分に吸気し，息をこらえ声門閉鎖を促し，強く呼気をするという一連の流れを繰り返す。誤嚥性肺炎の患者には，スクイージングなどで排痰を促す。肺理学療法に長けたPTとの協力が不可欠である。発声練習やブローイングといったSTが行う言語療法も咳嗽のトレーニングの一助となる。

●文献

1) 野原幹司：在宅・施設での取り組み　歯科が行う摂食嚥下リハビリテーション．神経治療 33：210-214, 2016.
2) 小口和代：脳卒中摂食・嚥下障害の治療帰結．Modern Physician 26 (1)：110-113, 2006.
3) 大沢愛子ほか：脳卒中患者の摂食・嚥下障害について．脳と循環 19 (1)：49-54, 2014.
4) 日本摂食嚥下リハビリテーション学会医療検討委員会：訓練法のまとめ (2014版)．日本摂食嚥下リハビリテーション学会誌 18：55-89, 2014.
5) 藤島一郎：脳卒中の摂食・嚥下障害，改訂第2版，87-156, 医歯薬出版，1988.
6) 才藤栄一ほか：摂食・嚥下リハビリテーション，改訂第2版，180-201, 医歯薬出版，2007.
7) 藤島一郎：ナースのための摂食・嚥下障害ガイドブック，244-255, 中央法規出版，2005.
8) 片山正輝ほか：急性期脳卒中患者に対する口腔ケアと摂食嚥下リハビリテーション介入の効果．脳循環代謝 27 (2)：243-247, 2016.
9) 藤島一郎：脳卒中患者における嚥下障害の診かたと管理．日本老年医学会 40 (2)：132-133, 2003.
10) 苅安　誠：嚥下・音声機能の改善のための相互乗り入れリハビリテーション訓練変法．音声言語医学 50 (3)：205-208, 2009.
11) 才藤栄一：プロセスモデルで考える摂食・嚥下リハビリテーションの臨床，40-41, 医歯薬出版，2013.
12) 倉知雅子：言語聴覚士のための摂食・嚥下障害学，73-81, 医歯薬出版，2013.
13) 藤田賢一：神経難病の在宅言語療法．日在医会誌 17 (2)：49-54, 2016.

5章 STの視点からみた嚥下練習
2. STが感じる嚥下障害の難しさ

相原元気

摂食嚥下評価とその重要性

　摂食嚥下の機能評価を行ううえで，口腔・顔面機能評価や改訂版水飲みテスト，反復唾液嚥下テスト等のスクリーニング検査，さらに嚥下内視鏡検査，嚥下造影検査などの可視化できる検査などさまざまに行われている。

　経口から水分や食物を摂取する以上，口腔・顔面・咽頭の機能評価は重要である。

　さらに，急性期など全身状態が不安定な時期には，血圧の変動，呼吸状態，覚醒状態などの評価も必要となり，経口から摂取が可能な嚥下機能を有しているのか，さらにはその摂取に耐えうる全身状態であるかの判断が重要である。

　そこで，間接的あるいは直接的に嚥下機能へ介入を行う場合，評価結果をいかに解釈して治療の内容に落とし込むかが問われるが，実際の臨床場面で口腔・顔面・頭部等，首から上へのアプローチで機能改善が図れる患者は少ないであろう。

　球麻痺のような，いわゆる動ける嚥下障害と表現されるような患者に関しては，症状によっては，輪状咽頭筋弛緩不全に対して，バルーンストレッチや代償嚥下パターンの導入で劇的に改善することもあるが，片麻痺や両片麻痺に嚥下障害を認める患者に関しては，より全身に評価の目を向ける必要がある。

　食事動作は自力摂取の場合，体幹・頭部の安定を図りながら食器を把持して，前方リーチが繰り返される動作であり，介助であっても体幹・頭部の安定を確保し，近づいてくる食具を視線で追って顔の向きや開口範囲や取り込み方法を調整する必要がある。姿勢の崩れが起こらないように，支持基底面上での重心コントロールが常に行われている（図1）。

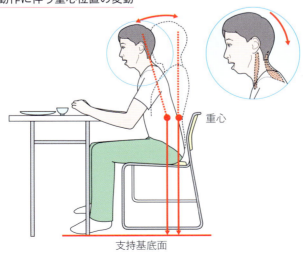

図1　食事動作に伴う重心位置の変動

上肢，下肢，体幹に運動麻痺や感覚障害を認める場合，食事を摂取する動作や，姿勢の安定に支障が出ることは容易に予測がつく。嚥下運動は顔面，口腔器官，下顎，咽頭等が素早く協調的に働くことで安全性を確保している。いかにスムーズな筋活動が，必要なタイミングで行われるかが重要であるが，そのためには頭頸部の安定や自由度が必要条件となる。

　しかし，片麻痺や四肢麻痺の患者の場合，姿勢を安定させるために，異常な筋緊張が伴うことや，長期化することで筋や腱の短縮，関節拘縮を起こし，体の自由度の低下が助長される。こういった患者が食事を摂取するために，リクライニング位や座位などの抗重力姿勢となった場合，頭頸部の自由度は確保できるだろうか。仮にクッションやタオルで頭頸部の安定が得られていても，それは頸部筋群の過緊張を伴わずにスムーズな嚥下運動が行われているだろうか。

　このような上肢や下肢，体幹機能に嚥下評価の視点・内容を広げることが嚥下障害に対応するうえで非常に重要となる。

言語聴覚士の摂食嚥下領域での役割

　先人の諸先生方の恩恵を受け，医療・介護現場で摂食嚥下領域に当たり前のように言語聴覚士が介入している現状ではあるが，近年サルコペニアやフレイルといった栄養の側面，面検出器CTの進化，臨床応用による嚥下運動における筋骨格系の運動分析等が進み，多面的な解釈や介入の必要性が明らかとなっている。

　しかし，言語聴覚士が養成校を卒業し，国家資格を有した際にどれだけ栄養に関する知識や筋骨格系の知識，触診，治療技術を有しているかを考えると，管理栄養士や理学療法士，作業療法士と大きな差があるのが現状である。

　前述した通り，摂食嚥下領域に介入する際，口腔顔面や咽頭のみに注目しても十分条件とはならない。たとえば，表情筋は筋紡錘をもたないため運動麻痺が生じると，弛緩性麻痺を認める。さらに筋の停止を皮膚や腱膜にもつ皮筋である。そのため，構造的に近い頸部や上肢，胸郭の筋緊張が高いことや皮膚の伸縮性が乏しいと，その影響を受け牽引，下制され，頰筋や咀嚼筋の運動のタイミングにずれをきたすことが予測される。

　こういった機能面に対して言語聴覚士の場合，顔面や口腔器官の非対称性にアイシングや徒手療法あるいは，食事場面へ影響している高次脳機能障害への介入を行うことが多いが，その顔面の非対称性を助長している姿勢の影響に対しての評価・アプローチを行う知識や技術が不足している。

　しかし，姿勢へのアプローチ，口腔顔面へのアプローチ，高次脳機能へのアプローチ，さらには実際の食事場面への介入や環境調整，食具調整，栄養面を含めた全身状態の管理までを網羅しようとすると実際の臨床介入時間ではまず足りない。必然的にチームアプローチが必要となる。

　その重要性はあらゆる場面でいわれているが，摂食嚥下に関してチームアプローチを行う際，依然セラピストの臨床感等により関わり方が大きく異なるように感じる。

　介護施設などで，理学療法士や作業療法士が機能評価，治療，食事環境の調整まですべて行っている施設もあれば，看護師，介護士が行うこともある。しかしながら，病院で言

語聴覚士，理学療法士，作業療法士が揃いながらも，食事に向けての機能訓練は行うが環境調整や実際の食事場面への介入は言語聴覚士や看護師，介護士が主になることも少なくないだろう．

少なくとも言語聴覚士は，養成校での学びのなかで機能訓練による嚥下機能の向上や摂食嚥下領域に関わることの重要性やチームアプローチの必要性を他職種に比べて学ぶ機会が多いため，実際の臨床現場において，他職種に対して摂食嚥下領域におけるチームアプローチの重要性を啓発していく役割がある．

医師，看護師による検査や治療行為，日々の看護による全身状態の管理がベースにあり，そのうえで食事摂取に重要となる姿勢調節に理学療法士，食事動作の調整に作業療法士，口腔顔面の調整に言語聴覚士と各専門職が専門性を活かし，経口からの食事摂取という課題に関わることで患者や御家族のニーズに沿うことができるのではないだろうか．

さらに理学療法士，作業療法士，言語聴覚士の専門療法士でいえば，上記の専門性の意識も重要ではあるが，より嚥下の機能的な問題点にもフォーカスを当てて，食事姿勢を調整，改善するために食時の際に取っているベッド上姿勢や座位アライメントを変化させる要因や，食事動作に伴う体幹・上肢・頭頸部・口腔顔面の関係性，食事場面に影響している高次脳機能等について掘り下げ，各原因に対して介入，評価を積み上げて，結果的に食事場面の安定を提供していく必要がある．

実際の評価・訓練場面

症例1

背景：四肢，口腔，顔面に明らかな麻痺は認めないが，膝関節変形症や長期臥床により，日常生活動作（ADL）の低下を認めた．

評価・介入：足関節や膝関節，股関節に可動域制限を認め（図2・3），食事摂取のためにベッドアップするも角度を挙げていくと股関節の屈曲に制限があり，体を起こせず，後方に体幹，頸部が伸展してしまう（図4）．

図2 　足関節の背屈制限が著しい　　　　図3 　股関節の屈曲制限を認める

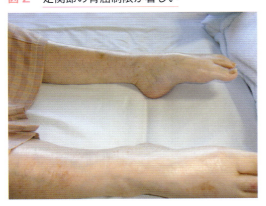
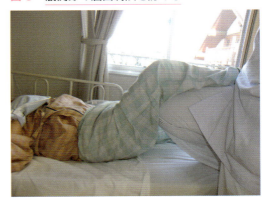

図4 ベッドアップ姿勢

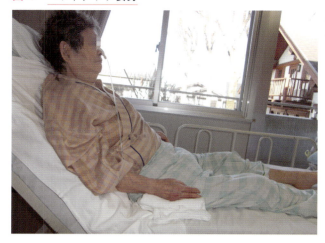

股関節の屈曲が得られづらく，これ以上のベッドアップに対して，体幹伸展や頸部伸展を伴い，腰背部痛の訴えも出現してしまう

図4の状況で，自力摂取を試みた場合，食事の際に上肢操作の努力性や伸展する頸部を努力的に屈曲方向に動かすことでの，嚥下反射時の喉頭挙上範囲・速度の低下を認めた（図5・6）。

結果的にむせ込みや食事動作による疲労から誤嚥性肺炎のリスクや摂取量の低下を認め，経鼻経管での栄養確保となっていた。

介入では，関節可動域（ROM）訓練や筋緊張調整を行いながら，ベッド上姿勢の調整や介入時以外のポジショニングを病棟へ伝達した（図7・8）。

その後，食事姿勢の安定が得られ，摂取動作の努力性やむせ込みも軽減し，経鼻経管栄養からの離脱が可能となり，経口摂取のみでの栄養確保となる（図9）。

図5 肩から挙上させて，スプーンを口元へ運ぶ

図6 両肩を挙上させて，スプーンを口もとへ運ぶ

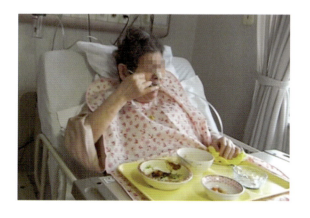

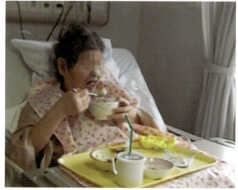

器を近づけて摂取するが，両肩の挙上を認め，頸部を固定しながらも口元へスプーンを運ぶ

図7 ポジショニングを介護士と調整する

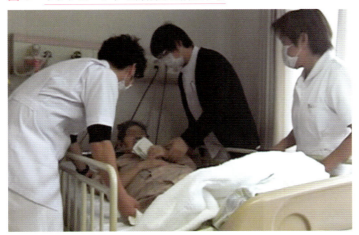

図8 食事のポジショニングを確認・調整する看護師

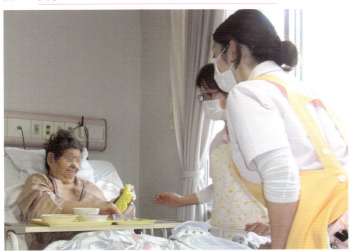

図9 器を把持して，スプーンにて摂取する

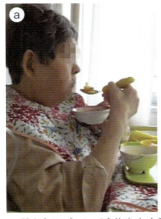
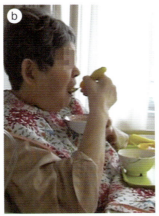
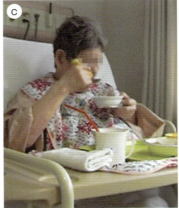

a. 器からスプーンで食物をすくう
b. スプーンを口で捉える
c. 器を覗き込みながら，すくう動作に移行する

症例2

背景：四肢・体幹に重度の失調症状を認め，座位保持には支持物の把持を要する。さらに頭頸部の動きに伴って，体幹の動揺が助長されてしまうため，上肢，頸部は固定的。両側の顔面下部に麻痺を認め，口唇閉鎖が得られず，嚥下障害を認める。特に口唇を使って食具から口腔内への取り込みや，咀嚼時の食物の口腔内保持が困難。

評価・介入：座位では重力による口唇の下垂や姿勢の保持のため，上肢，胸郭，頸部の筋緊張が高まり，口唇を下制してしまう（図10）。そのため，口唇周囲筋の筋収縮も得られづらく，口唇閉鎖に関しては訓練効率が低下してしまう。

　重力や筋緊張の影響を受けづらく，口唇周囲の筋収縮を促すために臥位での介入を実施（図11）。徒手的に下顎の位置を固定し，口唇周囲筋の筋収縮の方向や感覚を誘導，入力している。治療後の口唇は右側優位に閉鎖方向への収縮がみられている（図12）。

図10 下垂してしまう口唇

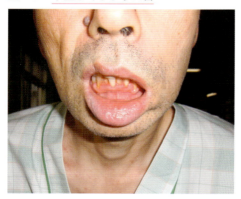

図11 臥位で口唇周囲筋の収縮を促通する

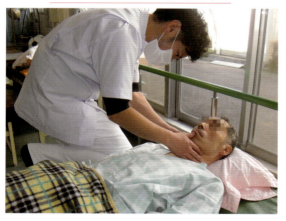

図12 訓練後の口唇周囲筋

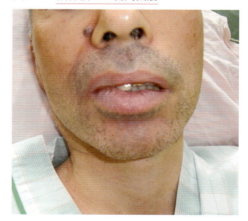

摂食嚥下障害への介入の難しさ

　前述した通り，摂食嚥下への介入には全身の評価，介入が必要であり，時には内科疾患，消化器疾患等への配慮も要するため，医師や看護師，理学療法士，作業療法士，言語聴覚士（以下，専門療法士）等での連携は重要である。また安定して経口摂取場面が確保できる患者であれば，1日に3食の食事機会があり，専門療法士が介入できない時間帯の食事に関しては病棟看護師，介護士の介入となる。つまり，専門療法士が居なければ安全な経口摂取が提供できないような状況で3食の食事が提供されていれば，むせ込みなどの誤嚥兆候が生じてしまい，専門療法士の評価と実際の食事場面の乖離に病棟看護師，介護士が混乱を招き，却って患者や利用者が不利益を被ることもある。

　専門療法士が食事場面前に関節可動域の改善や筋緊張調整，姿勢調節，食事動作練習，口腔器官運動等を提供する環境とは異なるため，いかにそういった準備を要さずに食事環境が提供できるかを考えることも重要である。

　しかし，耐久性の問題で食事直前までベッド上で臥床している患者がいることや，マンパワーの問題で過剰安静や自己体動困難による拘縮を伴っている患者もいるだろう。こういう状況も含めてマネージメントするには，食事時間以外の過ごし方や麻痺に対する代償的な異常筋緊張を抑えるために，日頃のベッド上姿勢の調整や体位変換時，起居・移乗動作の介助方法の徹底にも介入していく必要があるだろう。

　つまり，安全な経口摂取を図るためには全身の評価が必要であり，それには言語療法，理学療法，作業療法が提供される時間や食事の時間だけではなく，患者，利用者の24時間をマネージメントする必要がある。ベッド上での良肢位の確保や定期的な離床機会の確保，離床時の車椅子設定，離床時の過ごし方等，各職種の専門分野を総動員しなければ対応がしきれない。嚥下機能改善のために摂食嚥下機能の治療のみ行い，実際の食事場面への介入や日常ADLへの介入を行わない専門療法士は介入方法を見直す必要があるだろう。

　実際に24時間マネージメントを意識して関わるにあたり，全身状態の医学的管理面，患者やその家族のニーズ，危険行動の有無，病棟看護師，介護士のマンパワーの問題，専門療法士による臨床感の違い，看護師の看護感の違いなどを擦り合わせていく必要があり，多かれ少なかれ，病院や施設など難しさを感じることはある。

　しかし，こういった内容が擦り合わされず，専門療法士介入時と病棟での過ごし方に乖離が続いた場合，経時的なADLの低下が予想される（図13）。

　胃瘻での栄養確保も手段としてはあり，欧米での報告に比べて，日本での胃瘻造設後の生存率は良好[1〜3]で，日常生活自立度の改善がみられた報告[2]もあるが，同時に下痢や瘻孔トラブル，自己抜去，バルーン破損，誤嚥性肺炎等の合併症の報告[4]もあり，QOLの観点からもできる限り安全に経口摂取が提供できることが望ましい。

図13　姿勢への介入が不十分な場合に予想される嚥下機能の経過

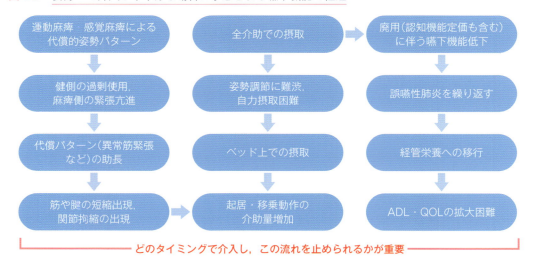

医療保険，介護保険の改定から見えてくるもの

　近年の医療保険，介護保険改定においても，摂食機能療法や経口摂取回復促進加算，経口維持加算，経口移行加算等，医療・介護現場での摂食嚥下障害に対する介入の関心や必要性の高さは明らかである。

　高齢者の死因3位である肺炎[5]（図14・15）のうち，入院している70歳以上の患者の場合，7割以上が誤嚥性肺炎が由来であり[6]（図16），治療・予防の重要性はもちろん，在宅生活を推進しているなかで，経口摂取が安全に可能であることは同居する御家族やサポートする在宅支援スタッフにとっても重要なポイントである。

図14　主な死因別死亡数の割合（平成27年）

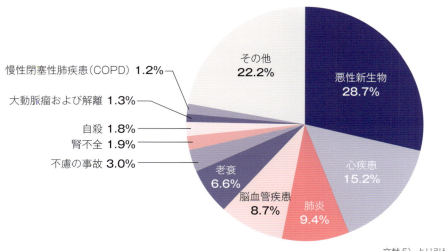

文献5）より引用

図15 肺炎について

委員指摘事項に関する資料
- 肺炎患者の約7割が75歳以上の高齢者。また，高齢者の肺炎のうち，7割以上が誤嚥性肺炎。
- 誤嚥性肺炎を引き起こす嚥下障害の原因疾患は脳卒中が約6割を占め，脳卒中の後遺症が誤嚥性肺炎の発生に大きく関係していることが示唆される。

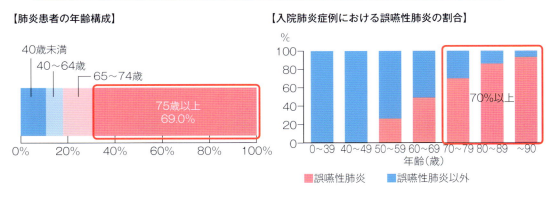

【肺炎患者の年齢構成】／【入院肺炎症例における誤嚥性肺炎の割合】

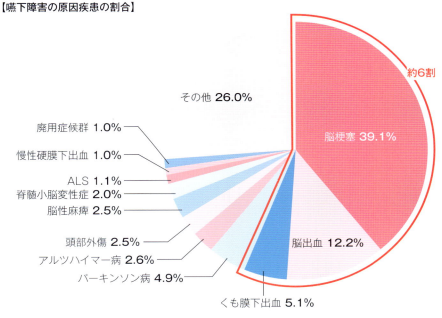

【嚥下障害の原因疾患の割合】

文献5）より引用

図16 主な死因別にみた死亡率の年次推移

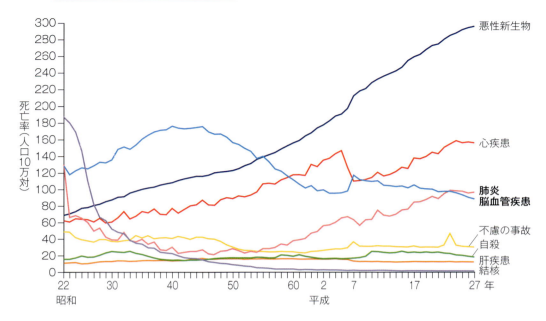

注：1）平成6・7年の心疾患の低下は，死亡診断書（死体検案書）（平成7年1月施行）において「死亡の原因欄には，疾患の終末期の状態としての心不全，呼吸不全等は書かないでください」という注意書きの施行前からの周知の影響によるものと考えられる．
2）平成7年の脳血管疾患の上昇の主な要因は，ICD-10（平成7年1月適用）による原死因選択ルールの明確化によるものと考えられる．

文献6）より引用

　急性期，回復期，慢性期，在宅といった病期や環境，栄養状態等により，嚥下障害を引き起こす原因は多様であり，急性期で主原因となりえる意識障害や姿勢変化に伴う血圧や呼吸の変動，回復期での摂食動作の問題，慢性期や在宅での過剰安静に伴う廃用（身体機能，認知機能ともに）など，一例を挙げてもさまざまである．

　どのような病期においても多様な原因で嚥下障害は起こりえるものであり，原因が多様であるからこそ，これに対して各専門職種が知識，技術を総動員して対処しなければ，急務ともいえる嚥下障害への対処はしきれないだろう．

●文献

1) 鈴木 裕：胃ろう栄養の適応と問題点．日老医誌 49：126-129, 2012.
2) 北川泰久：適応からみたPEG．静脈経腸栄養 29(4)：1003-1008, 2014.
3) 大西丈二ほか：総合病院における経皮内視鏡的胃瘻造設術（PEG）患者の長期予後と満足感調査．日老医誌 39(6)：639-642, 2002.
4) 松原淳一ほか：高齢者における経皮内視鏡的胃瘻造設術（PEG：Percutaneous Endoscopic Gastrostomy）の予後についての臨床的検討．日消誌 102(3)：303-310, 2005.
5) 厚生労働省：平成27年人口動態統計月報年計（概数）の概況．(http://www.mhlw.go.jp/toukei/saikin/hw/jinkou/geppo/nengai15/index.html)
6) 5疾病・5事業は第7次医療計画でも維持、肺炎は脳卒中対策などの中で勘案－厚労省・医療計画検討会(2)．(http://www.medwatch.jp/?p=9244)

6章 姿勢と嚥下の関係

酒井康成, 山鹿隆義

嚥下動作は, 呼吸・姿勢と密接に関係しており, たとえば姿勢が不良であれば嚥下筋や呼吸補助筋が姿勢安定に働き, 嚥下運動, 呼吸運動は低下する。

嚥下動作は, Magendieが1836年に提唱し, Logemannが発展させた4期(相)に認知期を加えた5期モデル(認知期, 準備期, 口腔期, 咽頭期, 食道期)で説明されることが多い。このモデルにも限界があり, 近年ではプロセスモデルが使用されてきているが, まだ一般的には5期モデルが用いられている。脳卒中患者の姿勢は, どの時期においても重大な影響を及ぼす(図1)。そこで本章では一般的に使用される5期モデルに沿って, 姿勢と嚥下動作の関係について論じていく。

図1　5期モデルと姿勢の影響

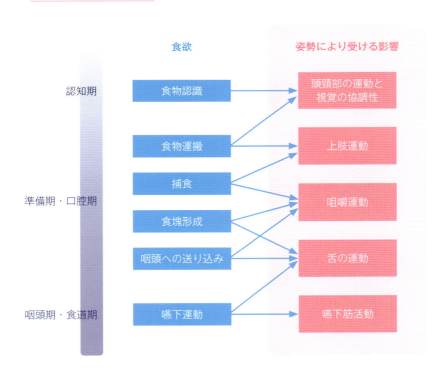

嚥下動作と姿勢による嚥下筋活動の変化

　嚥下動作の食物を移送する原動力は圧力と重力である。筋の活動で圧力を生み出し，圧力の高低により食塊を運ぶ。嚥下に関連する筋群（表1）は下顎，甲状軟骨，舌骨，胸骨，鎖骨などに起始と停止をもつものが多い。これらの骨の位置関係や同じ骨に付着する筋の状態は嚥下関連筋の作用に影響する。特に喉頭挙上に関与する舌骨はさまざまな方向から付着している筋のバランスによってその位置関係が決定されるため，頸部筋の緊張や姿勢の影響を受けやすくなっている。また嚥下動作に関与する筋群は咀嚼運動や嚥下運動だけでなく，筋群の一部は姿勢制御にも関与している。

　たとえば，舌骨筋群は舌骨の固定・挙上に作用し喉頭蓋の反転をさせるが，その一方で頭頸部の屈曲補助群としても作用する。そのため，姿勢を適切に保持できないと舌骨筋群など頭頸部の筋を中心に代償して姿勢を保持しようとし，嚥下筋群の働きが阻害され，嚥下動作に支障をきたす（図2）。

表1　嚥下に関与する筋群

作用	筋
口唇の閉鎖	口輪筋，頬筋
下顎の固定	側頭筋，頬筋，内側翼突筋
舌骨の固定	顎二腹筋，顎舌骨筋，茎状舌骨筋，オトガイ舌骨筋，甲状舌骨筋，肩甲舌骨筋，胸骨舌骨筋，胸骨甲状筋
舌の挙上	顎二腹筋，顎舌骨筋，茎状舌骨筋，オトガイ舌骨筋，舌骨舌筋，オトガイ舌筋，茎状舌筋，縦舌筋
舌後部の挙上	顎二腹筋，顎舌骨筋，茎状舌骨筋，オトガイ舌骨筋，茎状舌骨，舌骨舌筋
軟口蓋の挙上	口蓋帆挙筋，口蓋咽頭筋
パサヴァン隆起	上咽頭収縮筋
喉頭の挙上	披裂咽頭蓋筋，外側輪状披裂筋，茎状舌筋，舌骨舌筋，甲状舌骨筋，斜・横披裂筋など
食道口の開大	輪状咽頭筋の弛緩
咽頭の収縮	口蓋咽頭筋，中咽頭収縮筋，甲状咽頭筋，下咽頭収縮筋
咽頭の挙上	口蓋咽頭筋，茎状咽頭筋
食道口の閉鎖	輪状咽頭筋
喉頭の下降	後輪状披裂筋，肩甲舌骨筋，胸骨甲状筋，胸骨舌骨筋
食道蠕動	食道筋

文献1）より引用

図2 姿勢と頭頸部の運動連鎖

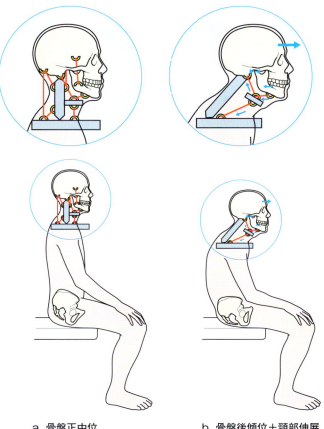

a. 骨盤正中位　　　　　　　　　b. 骨盤後傾位＋頸部伸展

　このように嚥下動作が正常に行われるためには，嚥下動作に関与する筋が姿勢保持に重点的に使われるのではなく，嚥下動作に作用する必要性がある．また姿勢は重力や筋緊張にも影響を与える．スムーズに嚥下を行うためには嚥下動作に関与する筋群に適切な筋緊張と張力が必要であるが，筋緊張は姿勢反射によりコントロールされる（表2）．視点を固定した骨盤後傾位では，体幹が屈曲位となるが頸部は伸展位となる（図2b）．この状態では舌骨下群が伸長されるために喉頭挙上や舌の動きが制限される．

表2　姿勢における筋緊張の状態

		上肢	下肢	頸部・体幹
背臥位		伸筋優位	伸筋優位	伸筋優位
腹臥位		屈筋優位	屈筋優位	屈筋優位
側臥位	上側	屈筋優位	屈筋優位	屈筋優位
	下側	伸筋優位	伸筋優位	伸筋優位
座位		屈筋優位	伸筋優位	伸筋優位

文献1）より引用

各嚥下期における姿勢の影響

認知期

　認知期は食物を認識し，どのように食べるかを決定する時期で，「視覚認知」と「食物を効率よく運搬・捕食するための上肢運動」のために姿勢調節が行われる。姿勢調節のなかで最も重要なのは頭頸部のコントロールである。姿勢の変化を頭部の動きとして検出するのは前庭器官であり，それに補足的に働くのが体性感覚と視覚とされている。

　姿勢に関与する体性感覚は，頸部の固有受容器，四肢の固有受容器，皮膚の受容器の3つに大きく分けられ，特に頸部の固有受容器による反射は，眼球や四肢に対して強い効果をもつとされている。

　視覚は前庭や体性感覚と比較すると情報処理が遅いが，刺激・空間情報によって姿勢を適切に調節する。視覚刺激は対象の方向に自分の身体を向ける定位反応を起こすが，この定位反応を正確に行うには感覚情報を使って位置を検出することと，その位置情報から運動情報に変換することが必要であり，これらの機能は上丘が担っているとされている（図3）。定位反応では眼球の動きが脳幹の神経機構を介して頸部の筋と連結する眼球-頸部協調運動が重要となる[2]。

図3　定位反応のメカニズム

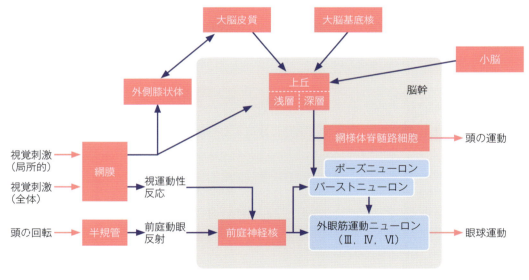

文献2）より引用

予期的姿勢調節機構

　適切な姿勢をとることで食物を認知でき，その視覚情報により上肢の運動制御システムが働く[3]（図4）。そして視覚により対象の位置・大きさ・方位などが認識され，それに合わせて手の形や方位を定めて，対象への適切な運動が可能になる。また姿勢は上肢の活動に先行して制御される必要性があるため予期的姿勢調節機構が重要となる。

　予期的姿勢調節機構はそのメカニズムは明確になっていないが，動作によって生じる変化と自己身体の関係を予測することで可能となる。Takakusakiは体性感覚や視覚情報による空間情報から身体図式を生成し，その情報により運動プログラムが構成され，そのプログラムと並行して6野に起始する皮質-網様体脊髄路を介して予期的姿勢制御が実現する[4]と述べている（図5）。

　このように姿勢調節が困難になると，認知期が障害され，適切な対象の認知が困難となり，上肢の運動も困難となる。

図4　Arbibの視覚情報に基づいた手の運動制御システム

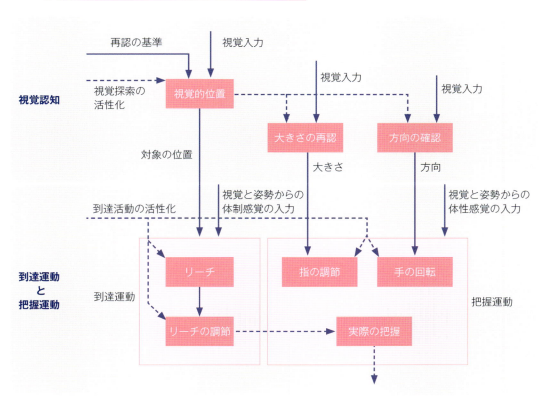

文献3）より一部引用改変

図5 Takakusakiらの運動プログラムと姿勢制御のネットワーク仮説

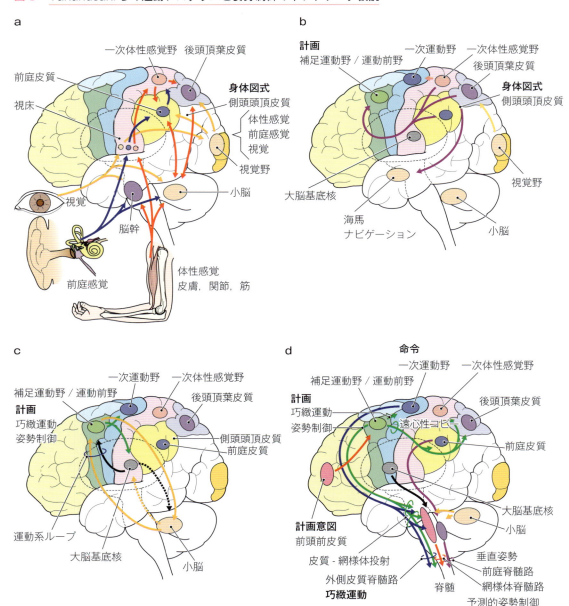

a：視覚，平衡感覚，体性感覚が側頭・頭頂連合野に収束し，身体図式と周囲環境の空間認知情報が生成される．
b：身体図式と空間認知情報は皮質運動関連野（特に6野）・基底核に伝達される．また海馬にも伝達され，運動ナビゲーションのための情報として利用される
c：皮質運動関連野・基底核・小脳の運動ループにより，運動がプログラミングされる．
d：前頭前野からの運動企図に加えて，姿勢制御プログラムは皮質-網様体投射と網様体脊髄路を介して予期的姿勢制御を行う．

文献4）より一部引用改変

準備期・口腔期

　準備期・口腔期は咀嚼による食塊形成・舌による咽頭の送り込みを行ううえで姿勢がきわめて重要となる。食塊形成における咀嚼運動は最も重要な顎運動の一つであり，開口筋と閉口筋の収縮および舌によるリズム運動で，その他に頬や口唇などの多くの器官が協調して行う。咀嚼運動は脳幹の中枢性パターン発生器によってコントロールされ，食物の粉砕とともに唾液により食片はやわらかくなり，それらが凝集することで食塊を形成する。

　また咀嚼運動は，姿勢や唾液分泌や臼歯などの生体内因子や，食物の性状などの外的因子にも影響を受ける。特に下顎は姿勢あるいは頭位の違いにより安静位および安静位における咀嚼筋活動が変化する。これは姿勢変化により筋紡錘活動が変化するためで，咀嚼時の顎運動パターンや，仰臥位では座位に比べて咀嚼回数の増加や咬合時間が短縮する[5]とされているからである。

　形成された食塊は舌の運動によって口唇から咽頭方向へ送り込まれるが，口腔期から咽頭期にかけての食塊の送り込みの圧は

- 舌と口蓋・咽頭の圧迫圧
- 重力
- 下咽頭の陰圧

の合力による。舌は舌正中部を陥没させて食塊の形をつくり，口蓋へ押し付けるようにして咽頭に送り込む。この舌の変化は食物の形状にも左右されるが，姿勢変化でも深度・幅径・口蓋接触時間が変化し，特に体幹が後傾すると有意に増加する[6]。また舌圧も体幹が後傾することで低下する[7]。食塊の送り込みには咽頭の圧も重要となるが，頸部の伸展時は下咽頭の陰圧形成が不十分となるように姿勢により咽頭圧も変化する[8]。

　以上のことから準備期・口腔期は「食塊の速度と量を調節・準備する」期と考えられ，この期の姿勢は食塊が受ける重力に大きな影響を及ぼす。たとえば座位では口腔は水平位となり，食塊はそれほど重力の影響を受けない。そして口峡を越えると急激に重力の影響を受ける。これが仰臥位になるとその影響は逆となる（図6）。

　この期の姿勢は食塊形成と咽頭への送り込みだけでなく，次の嚥下運動が適切となるように各器官の調節機構に影響する。これらを可能にするためには認知期の食物の認知はもちろん，口腔の感覚が重要である。口腔の感覚は味覚を含めた化学受容器だけでなく，口腔内の接触に反応する機械受容器，筋紡錘などの固有受容器，温度変化に反応する温度受容器などが存在し，こうした感覚入力は姿勢によっても変化して嚥下動作を調節していると考えられている。

図6 嚥下経路と重力

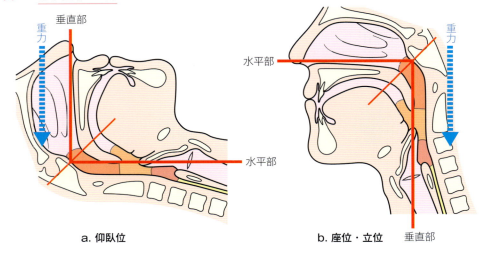

a. 仰臥位　　　　　　　　　　b. 座位・立位

咽頭期・食道期

　咽頭期の嚥下運動は反射が重要であるが，この嚥下反射の誘発は咽頭の感覚刺激により起こり，この刺激がないと嚥下反射は誘発されない。口腔や咽頭内の環境が飲み込むのに適した状態であって，食塊などが咽頭粘膜を刺激し，延髄での情報量が一定になると嚥下反射が惹起される。

　咽頭期の嚥下運動のなかで重要なのが，気道防御に関わる舌骨・喉頭挙上により起こる喉頭閉鎖である。この喉頭挙上や上食道括約筋開大に関与する舌骨はさまざまな方向から付着している筋活動のバランスによって位置が決められるため，姿勢の影響を受けやすいとされている[9]。

　咽頭期ではわずかな時間で食塊を食道へ送り込むため，各器官の協調性の崩れは誤嚥のリスクが上昇する。一般的に頸部伸展位は嚥下時の喉頭挙上を阻害するため誤嚥しやすいとされているが，姿勢がどのように影響するかは一定の見解は示されていない。

　健常者での研究では，Castellらは食道入口部の静止圧と弛緩時間は頭位の影響を受けるが，咽頭期の最大嚥下圧ならびに持続時間は頭位の影響を受けないと報告している[10]。また頭頸部姿勢は嚥下運動時の舌骨筋群の筋活動は増大するがパターンには影響しないと報告している[11]。

　健常者の舌骨・喉頭挙上に関係する筋活動の研究と日常生活上では絶えず姿勢調節は行われていることを考慮すると，喉頭挙上は状況変化に適応する高度の柔軟性をもっているが，加齢と脳卒中などの疾患による嚥下の筋活動の低下や感覚低下に加え（表3），姿勢などの影響により適応範囲を超えた際に誤嚥を生じると考えられる。

　食道期では上食道括約筋を通り過ぎると重力と蠕動運動により食塊が運ばれる。これは食塊の性状と姿勢によって変わってくる。また下食道括約筋の安静時圧は胃の内容物を保持するために仰臥位では高く，直立位では低いことがわかっている。

表3　嚥下動作の加齢の影響

作用	所見
口腔・準備期	● 舌の動きの緩慢化と運動効率の低下
	● 咀嚼筋力の低下
	● 口腔通過時間の延長
	● 嚥下圧は一定だが，持続力は低下
咽頭期	● 嚥下運動を誘発する部分が咽頭の下方部になる
	● 嚥下運動を誘発するのに，より大きな食塊量が必要
	● 自発性嚥下の発生率が少なくなる
	● 舌骨の前方移動の遅延
	● 舌骨咽頭複合体の前方移動距離の減少
	● 口蓋帆挙上持続時間の増加
	● 咽頭収縮時間の延長
	● 嚥下後残留物の増加による嚥下回数の増加
	● 嚥下性無呼吸の延長
	● 嚥下後の呼吸再開が吸気になる可能性の増加
	● 嚥下後の咳嗽発生頻度の増加
	● 咽頭，喉頭の刺激に対する感度の低下
食道期	● 食道蠕動の振幅の低下
	● 上食道括約筋の柔軟性低下
	● 上食道括約筋の可能最大面積の減少

文献12）より一部引用改変

脳卒中患者の姿勢と嚥下，姿勢管理による治療

　脳卒中患者は中枢神経系の障害がもたらす運動麻痺・筋緊張異常・感覚低下によって姿勢制御機構に問題を生じることが多い。これに意識障害や高次脳機能障害が合併することで嚥下動作の障害はより複雑化する。

　たとえば，脳卒中患者は頭部が健側に向いていることが多いため食塊は麻痺側へ誘導されやすい。さらに運動麻痺や喉頭と咽頭の感覚が低下するため嚥下反射惹起も阻害される。そのため，麻痺側への食塊を誘導することは誤嚥に繋がりやすい。加えて意識障害・高次脳機能障害があると随意的嚥下や上肢動作・道具の使用・適切量の調節を障害するため，さらに嚥下動作を阻害する。その他にも運動麻痺や頭頸部のコントロール不全により，口唇閉鎖不全や咀嚼運動，舌運動が困難となり食塊形成の不良や送り込みの不良，嚥下圧の低下などの嚥下障害をもたらす。

　このように，脳卒中患者は嚥下動作が阻害されやすく，吉田はこれらには脳卒中の嚥下運動阻害因子に局所的因子と全身的因子の2つの面があるとしている[9]（図7）。特に経口摂取に影響する因子として端座位保持能力が挙げられ，姿勢は脳卒中患者の嚥下動作に大きな影響を及ぼす。

図7 脳卒中の嚥下動作阻害要因

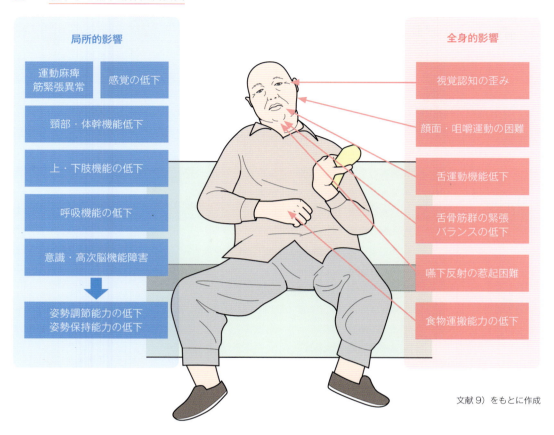

文献9)をもとに作成

姿勢管理が嚥下動態および誤嚥に与える影響

　姿勢制御機構が破綻した脳卒中の嚥下障害において姿勢管理法は有効な手段であり，対象者の残存機能と重力や筋緊張の影響を考慮し，対象者の嚥下動作を姿勢で調節していく方法である。リクライニング座位，頭頸部回旋，頸部屈曲位，側臥位などはしばしば用いられる代表的な姿勢管理法として知られている。姿勢は嚥下動態に影響を及ぼし，これはさまざまな原因で引き起こされる嚥下障害患者のみならず脳卒中による球麻痺や仮性球麻痺患者についても間違いなく共通している。

　姿勢が嚥下動作および誤嚥に与える影響としては，VFを用いた研究が多い。脳卒中患者の特徴的な姿勢が嚥下動作に与える影響については明らかとなっていないため，以下に代表的な姿勢管理による嚥下動態の特徴を述べる。

リクライニング座位

　リクライニング座位の目的は重力変化により，食塊の移送スピードの調節をすることにある。また，咽頭後壁に沿って重力が働くことで，気道と食道の解剖学的位置関係から誤嚥しにくく，嚥下反射遅延患者に対して有効であることから，臨床的に活用することが多い姿勢管理である（図8）。

図8 脳卒中患者におけるリクライニング座位の有効性

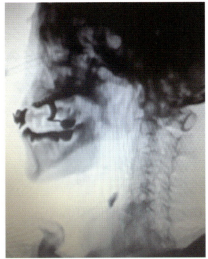
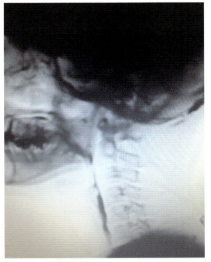

a. リクライニング座位90°・咽頭残留（＋）　　b. リクライニング座位45°・咽頭残留（−）

　脳血管障害を含めた嚥下障害患者に対して，リクライニング座位90°とリクライニング座位45°の姿勢をとったときのVFをPAS（Penetration Aspiration Scale）で比較した研究によると，リクライニング座位45°で有意に誤嚥率が減少することが明らかとなっている[13]（図9）。
　しかしリクライニング位の有効性について，粘性の高い食塊と低い食塊では作用が異なることが知られている。これは食塊の粘性の違いで流入速度が異なるため[14]であり，リクライニング座位がすべての条件で一概に良いとはいえない。

図9　嚥下障害患者におけるリクライニング座位角度の違いが誤嚥に及ぼす影響

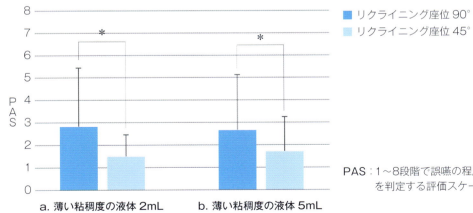

PAS：1〜8段階で誤嚥の程度を判定する評価スケール

文献13）より一部引用改変

頭頸部回旋

頭頸部回旋の目的は，回旋側への梨状陥凹を潰すことで食塊移送を減少させ，障害側で起こる嚥下障害を非障害側で代償することにある。また，咽頭の形態や食道入口部の圧などが変化するため，器質的障害や麻痺などによる嚥下器官障害がある患者などに有用である。

Logemann は Wallenberg 症候群患者の口腔咽頭期の食塊の通過時間（Oral Pharyngeal Transit Time；OPTT）を報告している。また，頸部の回旋の影響を調べるため，頸部を回旋し嚥下効率（1回の嚥下運動で嚥下できたバリウムの量）やOPTTの測定を行っている。この結果，麻痺側に90°回旋したほうが嚥下しやすいことが明らかにされている[15]。よって頭頸部回旋は，Wallenberg 症候群や片麻痺などに代表されるように球麻痺患者に有効である。

側臥位についてはリクライニング座位と同様に片側（上部）の咽頭残留物が減少する効果が明らかとなっている[16]。

頸部屈曲位

頸部屈曲位の目的は，舌根が咽頭後壁に近づくことで中下咽頭を狭くさせ，咽頭部の弱い蠕動運動を助けることにある（図10）。脳卒中患者に与える影響については，誤嚥を認めた脳卒中急性期，外傷性脳損傷患者に対して頸部屈曲位の有効性を示したものがあり，頸部屈曲位をとらない場合よりも頸部屈曲位をとった場合で55％誤嚥が減少したと報告されている[17]。

しかし著しい頸部屈曲位は，前頸部の筋群の緊張が喉頭挙上運動を妨げるため注意が必要である。

図10 脳卒中患者における頸部屈曲位の有効性

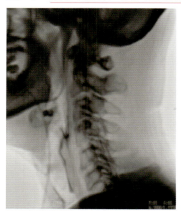 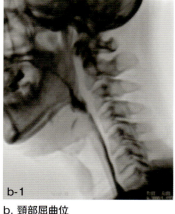

a. 通常肢位での嚥下動態
気管内への食塊流入を認める

b. 頸部屈曲位
食塊は咽頭から食道へ流入し誤嚥は認めない（b-1，b-2）

各姿勢の組み合わせ効果

脳卒中患者の姿勢ごとの嚥下動態は上述の通りであるが，これらの姿勢を組み合わせた姿勢管理も注目されている．嚥下障害患者に対してリクライニング座位と頭頸部回旋の組み合わせが嚥下に及ぼす影響について検討している報告では，頭頸部回旋0°であれば直立座位90°よりもリクライニング座位45°のほうが誤嚥率は減少し，リクライニング座位と頸部回旋の組み合わせた場合，リクライニング座位45°と頭頸部回旋30°を組み合わせた肢位の誤嚥率が最も低いことが明らかとなっている[18]．

したがって嚥下障害の原因または病態を把握し，食塊の粘稠度に応じて患者に最も適した姿勢を組み合わせることが相乗効果となり重要である．

このように姿勢管理が嚥下動態に及ぼす影響に関しては明らかとなっているものの，脳卒中の呈する姿勢に伴う嚥下動態の変化は明らかになっていないため今後の研究課題といえる．

●文献

1) 太田清人：頭部・体幹・姿勢のコントロール．Monthly Book medical Rehabilitation. 57：26-33, 2005.
2) 小澤瀞司ほか総編集：標準生理学，第7版，350-352, 医学書院，2009.
3) Arbib MA：ニューラルネットと脳理論，第二版，サイエンス社，1994.
4) Takakusaki K：Functional Neuroanatomy for Posture and Gait Control. J Mov Disord 10 (1)：1-17, 2017.
5) 高橋知敬：姿勢変化の咀嚼及び嚥下機能に及ぼす影響．歯科基礎医学会雑誌 24 (1)：133-145, 1982.
6) 野本たかと：体幹の角度変化が嚥下時舌の運動動態に及ぼす影響について 超音波前額断面における解析．日大口腔科学 26 (3)：259-278, 2000.
7) Tsujimoto K, et al.：Effect of body position on tongue movement during swallowing. Journal of Osaka Dental University 46 (1)：147-156, 2012.
8) Dejaeger E, et al.：Effect of body position on deglutition. Dig Dis Sci 39 (4)：762-765, 1994.
9) 吉田 剛：中枢神経障害における座位姿勢と嚥下障害．理学療法学 33 (4)：226-230, 2006.
10) Castell JA, et al.：Effect of head position on the dynamics of the upper esophageal sphincter and pharynx. Dysphagia 8 (1)：1-6, 1993.
11) Sakuma T, et al.：Relationship between ease of swallowing and deglutition-related muscle activity in various postures. J Oral Rehabil 37 (8)：583-589, 2010.
12) Kim CL, et al.：摂食・嚥下メカニズム UPDATE 構造・機能から見る新たな臨床への展開（金子芳洋訳），医歯薬出版，2006.
13) Park BH, et al.：Effect of 45 degrees reclining sitting posture on swallowing in patients with dysphagia. Yonsei Med J 54 (5)：1137-1142, 2013.
14) 山口優実ほか：物性の違いとリクライニング位による嚥下動態の検討．耳鼻 56 (suppl 2)：S133-S137, 2010.
15) Logemann JA：The dysphagia diagnostic procedure as a treatment efficacy trial. Clin Commun Disord 3 (4)：1-10, 1993.
16) Logemann JA：A manual for videofluoroscopic evaluation of swallowing. College Hill, 1986.
17) Terré R, et al.：Effectiveness of chin-down posture to prevent tracheal aspiration in dysphagia secondary to acquired brain injury. A videofluoroscopy study. Neurogastroenterol Motil 24 (5)：414-419, 2012.
18) 太田喜久夫ほか：頭頸部回旋とリクライニング座位の組み合わせ姿勢が食塊通過経路と誤嚥に与える影響についての検討．Jpn J Compr Rehabil Sci 2：36-41, 2011.

7章 脳卒中患者の姿勢調節障害

内田　学

　脳卒中では，中枢神経系の障害として運動麻痺，感覚麻痺，高次脳機能障害，脳神経機能障害，精神機能障害などが一次性に出現する。摂食・嚥下領域に関連する障害としては，咽頭や口腔内の運動，感覚などを司る脳神経機能が重視されている。加えて，摂食行為そのものことを考慮すると上下肢，体幹の運動機能も考慮するべきであると考えられ，今日のリハビリテーションはこれらを中心に実践されている。障害の程度は病巣の程度に影響を受け，機能障害が大きければ直接的に座位保持や起立，歩行能力などの障害が二次的に引き起こされる可能性が大きい。

　摂食・嚥下は，一次性の問題はもちろんのこと，摂食行為の操作性では座位保持などの姿勢調節機能がきわめて重要な能力であり，ただ，安定性を確保した座位姿勢の保持ということではなく，嚥下機能を効率よく安全に発揮するためにも重視されなければならない。

姿勢調節（postural control）

　骨格筋に障害がなく，筋力としての発揮が正常に機能していても状況に応じた細やかな姿勢の調整を静的・動的のどちらにおいても対応できなければならない。これらの姿勢調節機能の主たる役割は，頭頸部を垂直位に保持することであり，これが障害により阻害されるならば効率のよい運動は困難になる。

　Monnier[1]は身体運動における姿勢制御の反射図式を提唱し，構造が複雑，かつ緻密な姿勢反射，平行機能反射，立ち直り反応が要求される脊髄から中枢神経系の重要な働きであることを述べている（図1）。

　姿勢調節には，外界と生体内の変化を速やかに受容する感受性が必要である。これらの統合が身体運動にとっては重要であり，身体が置かれている環境との相互的な関係で成立するものである。環境に対して的確に適応（知覚・認知）することで身体運動が可能となる。このような意味でも，身体運動は環境に対する連続的な適応行動であり，環境から加わる種々の刺激や情報が生体内に入力され，その質や量に対して中枢神経系の過程で正しく制御された運動が行動として発揮される。

　摂食・嚥下に関しては，環境から与えられる情報が非常に多く，特徴的な生活行為である。重力の影響を受けるなかで，姿勢調節を適切に対応させ，情報を取捨選択しながら目的行為を効率よく発揮させるために必須の能力である。

図1 反射の統合レベルと姿勢反応の分類

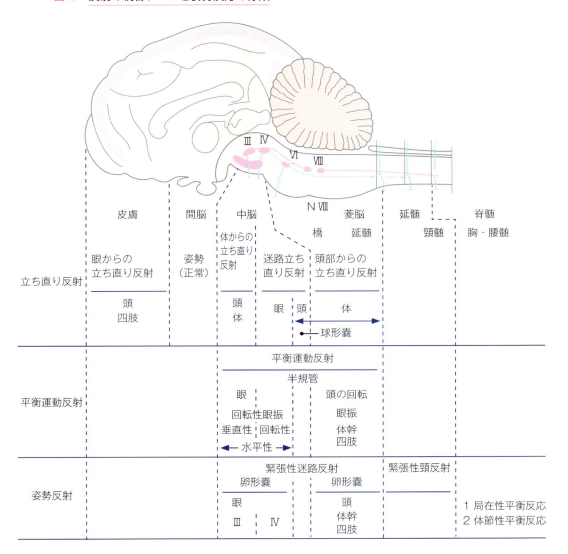

反射の統合レベルの違いによる姿勢反射の分類

　姿勢反射は，脊髄，延髄，橋，中脳，大脳皮質の中枢神経系によって調整されている。橋，延髄，脊髄で調整される姿勢反射は原始的であり，発達の過程で消失されるものである。一方で，中脳，大脳皮質で調整される反射は発達の過程で生育され生涯継続されるものである。

脊髄レベルの姿勢反射

陽性支持反応：足底が地面に触れることによる皮膚への触圧覚刺激や，足底筋への伸張刺激の入力により，下肢伸筋群が反射的に収縮し，持続的に下肢筋が伸展する作用である（図2）。

交差性伸展反射：伸展位にある一側下肢を屈曲させることにより，屈曲位である対側の下肢が伸展していく現象である（図3）。

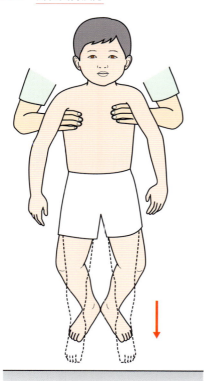

図2　陽性支持反応

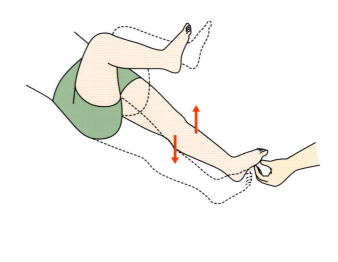

図3　交差性伸展反射

橋・延髄レベルの姿勢反射

非対称性緊張性頸反射：頸部の回旋刺激により顔面側の上下肢の伸展筋の緊張が高まり，対側の上下肢の屈曲筋の緊張が高まる反射である（図4）。正常でも潜在的に残っている。

対称性緊張性頸反射：頸部を前屈させると上肢の屈曲と下肢の伸展が同時に起こり，頸部を伸展させると上肢の伸展と下肢の屈曲を起こす反射である（図5）。

緊張性迷路反射：空間での頸部の位置変化で生じる反射で，背臥位をとることで伸展筋の緊張が優位に高くなり，腹臥位では屈曲筋が優位に緊張する反射である。

図4　非対称性緊張性頸反射

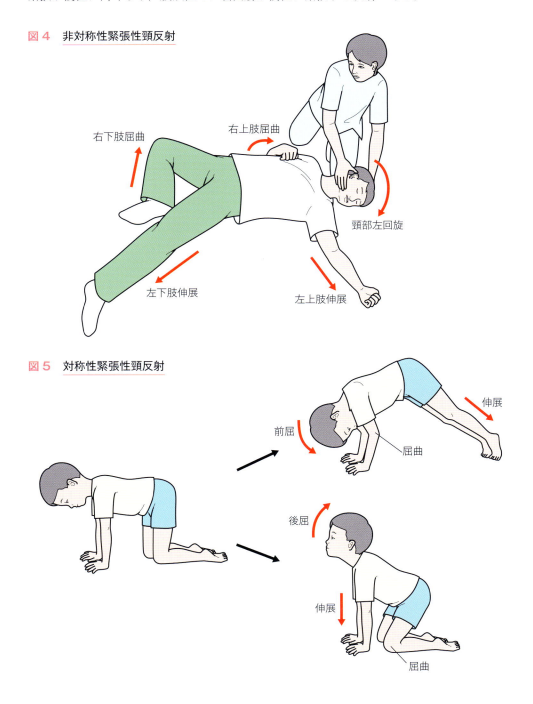

図5　対称性緊張性頸反射

中脳レベルの姿勢反射

頸部の立ち直り反応（図6）：頸部を回旋させることで体幹との間には旋回運動が生じるが，このねじれを相殺するために頸部の回旋に続いて体幹の回旋が生じる。また，重心移動の際など，できるだけ左右対称の位置関係を一直線上に保つようにする作用であり，姿勢を正中位に立ち直らせる一連の反応である。座位での立ち直り反応では，両側の肩峰を結ぶ線と両口裂を結ぶ線が水平に位置する。

体幹の立ち直り反応：臥床時に骨盤を回旋させると，ねじれを相殺するために骨盤の回旋に続いて体幹に回旋が生じる反応である。

迷路の立ち直り反応：迷路により受容される空間的感覚によって頭部の位置を正中位に保持する現象であり閉眼時でも，傾斜した頭部や体幹を正中位に立ち直らせることができる反応である。

図6 頭部の立ち直り反応

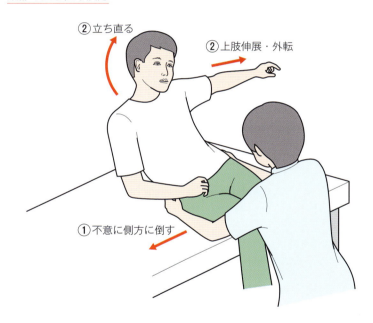

大脳皮質レベルの姿勢反射

保護伸展反応：座位で，何らかの強い外乱刺激が加わったとき加わった方向に転倒することに対して，その方向に上肢を伸展させ手掌面を床について安定性を得ようとする反応である。

踏み直り反応：立位で何らかの強い外乱刺激が加わったときに加わった方向に転倒することに対して重心の移動した反対の下肢を一歩踏み出して，新たな支持面を作ることで支持する作用である。

姿勢バランス

姿勢バランスは，日常生活への参加において安全かつ安楽に姿勢の保持や動作を遂行するために要求される安定性および運動の連続で，動作を協調的に作用させるために保証される安定性のことである。

Berg[2]らは「支持基底面に対して身体質量を制御する能力」と提唱した。これは姿勢制御としては総じているものの姿勢を保持するためのバランス能力に具体性がなかったことから，内山[3]により「重力をはじめとする環境に体する生体の情報処理機能の帰結・現象をさす。支持基底面に重心を投影するために必要な平衡に関わる神経機構に加えて，骨のアライメント，関節の機能状態，筋力なども含まれる」と定義づけられた。視覚，前庭迷路系，三半器官などの感覚受容器からの情報は上行性神経伝導路により中枢神経系で処理される。下行性神経伝導路を経て筋や骨格などを正しく動かすことにより正常に保たれることから，どこが障害されても正常な姿勢バランスは発揮されない。

さらにHorak[4]は，姿勢バランスを維持して姿勢保持および動作への参加がなされ，日常生活活動を実施することになることから複数の機能要素が構成されるシステム理論を提唱した（図7）。単純に静止座位や静止立位を保持するだけでなく，随意運動を目的に沿わせて支持基底面にてどれだけ移動させられるかという能力が要求される。また，限界点を超えた際には新たな支持基底面へ重心を移動させる動的な能力も兼ね備えており，これらの動的な部分は日常生活において欠かせない能力である。

これらのことから，姿勢バランスとは多くの機能が統合された能力であり，この能力はさまざまな動作における基盤となるものである。

図7 姿勢バランスにおけるシステム理論

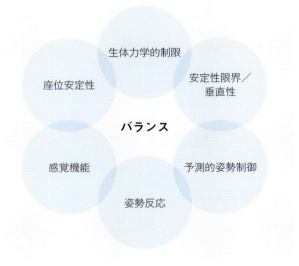

中枢神経システム

　姿勢調節は，感覚として得られた情報をもとに筋骨格系として出力するという単純なものではない。得られた情報をもとに制御として感覚情報を統合する中枢神経システムでの調整が，正確な動作を実施するために重要である。Shumway Cook[5]は，中枢神経システムについて環境あるいは状況に適応するために感覚機能による入力情報を組織化し，筋骨格系機能による出力を調整するための重要な働きを担うと述べている。体性感覚や前庭からの感覚情報の変化に応じていかに巧みに出力を調整し，正しい動作を選択するためにきわめて重要な役割を担っている。

　中枢神経システムは，脳幹や小脳，大脳皮質などを中継する働きであり，多くの制御が重なり合いながら正常な動作を構築していくシステムである。特に，バランスが要求される場面では，脳幹レベルの感覚入力により立ち直り反応を出力するシステムが兼ね備えられているし，小脳や大脳皮質では姿勢変化に対する戦略を構築する機能を調整している。そのなかでも，特に小脳や大脳皮質は感覚入力に基づく運動の発現を構築し，組織化させることにより予測的な姿勢調節に貢献している。姿勢調節のための中枢神経システムは，注意力などの高次脳機能を含めた感覚の入力が必須で，これらの統合により正しい運動を行わせていることを理解しなければならない。

脳卒中による姿勢調節異常

　脳卒中患者では，直接的な一次障害である運動麻痺，感覚麻痺などが存在している。痙縮や弛緩などによる筋緊張異常の存在が運動に影響を及ぼすことになる（図8）。中枢神経系で処理を行う入力と出力の両面が障害されることから姿勢バランスの発揮は困難となる。

図8　脳卒中の姿勢調節が障害されるイメージ

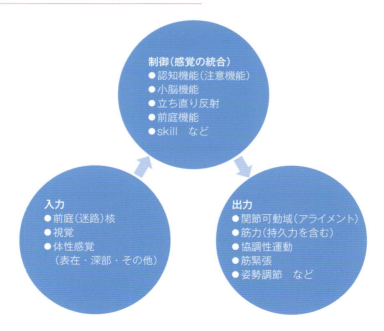

脳卒中患者では，器質的な障害が生じることによって生活するために必要な多くの機能を喪失する。感覚の入力はもちろんのこと，情報を処理する中枢神経システムや正しく出力する過程にも影響が出現する。注意障害や物体や空間の認識などの高次脳機能なども正しく働かないことも多い。これらの障害により自分の身体イメージが病的に変化し，安楽な姿勢を保持しながら動作や活動を遂行することが困難となっている。

　摂食行為に必要な箸やスプーンの操作は，適度な緊張状態で器用に操作されるべきであるが，前述した機能異常を背景として食事動作を意のままに遂行することができなくなってしまう（図9）。本来の上肢操作はクレーンの本体とアームのような関係（図10）であるべきであり，車体が安定感を保証したなかでアームが正確に役割を果たす。車体の安定感は座位姿勢における支持性であり，アームは意のままに操作される運動性としての機能をなす。

図9　非対称性の増強した座位姿勢

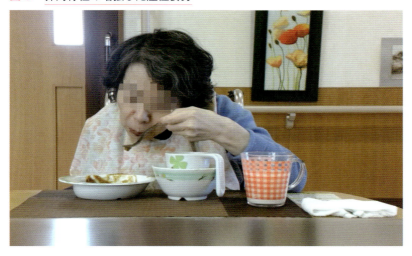

図10　支持性と運動性の関係性（模式図）

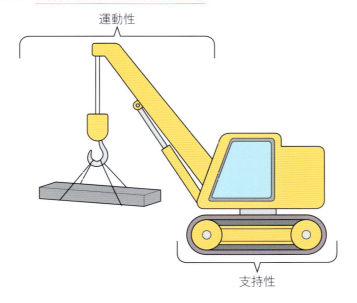

この両者は相互に関連し合いながら存在し，これが姿勢調節に要求される理想的な姿勢バランスで，どちらかが喪失しても正確な操作は困難となってしまう．その背景にあるものは，上肢を円滑に操作するために必要な座位保持を保証する姿勢調節の異常である（図11）．

　不安定な姿勢調節機構により座位姿勢が健側，患側を問わず傾斜する患者を多く見受ける．弛緩性麻痺や痙性麻痺などであれば低緊張により残存している能力に依存する傾向があるため，多くは健側に傾斜する．pushingなどがみられれば，身体軸が麻痺側へ傾斜してしまうため健側上肢で床を麻痺側方向に押してしまう．この空間認知の障害は脳卒中急性期に多くみられ，修正しようとする外力に対してさらに抵抗を示すため改善には難渋する[6]．非対称性を増強させるなかで，摂食行為に必要な上肢操作を行うことは本来の円滑性を失いやすく，過剰に緊張感が増しかえって細やかな操作から逸脱したものになりやすい．

　脳卒中のリハビリテーションにおける障害のとらえ方には，WHO国際生活機能分類（ICF）の利用が推奨されている．このICFの活動制限として，摂食嚥下が含まれることの少なさを筆者は危惧している（図12）．一般的には，基本動作や歩行，日常生活動作，応用歩行などが設定されており，その背景となる心身機能・身体構造には運動麻痺や感覚障害，筋緊張，高次脳機能に加えてバランス能力などの姿勢調節が含まれている．摂食嚥下は姿勢調節を背景にした機能障害であることを理解し，ICFのなかでも活動制限として組み込まれなければならない（図13）．

図11　姿勢調節異常が目立つ座位保持

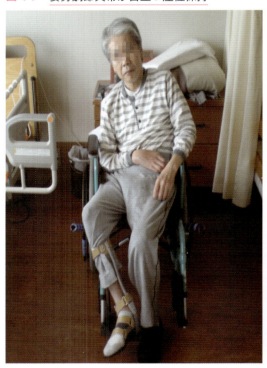
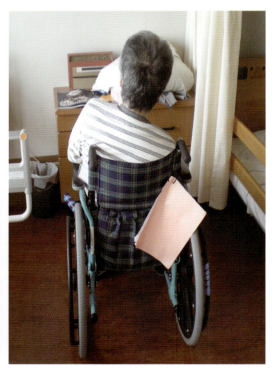

図12 一般的に作成される脳卒中のICF

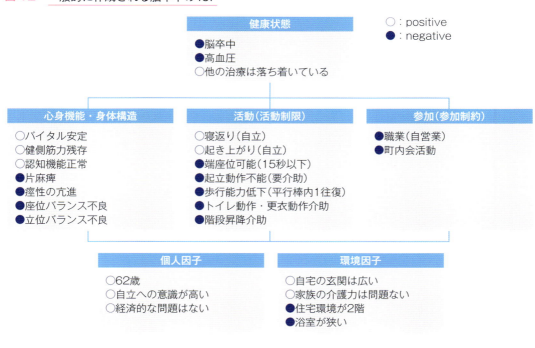

図13 摂食嚥下機能を問題視する脳卒中のICF

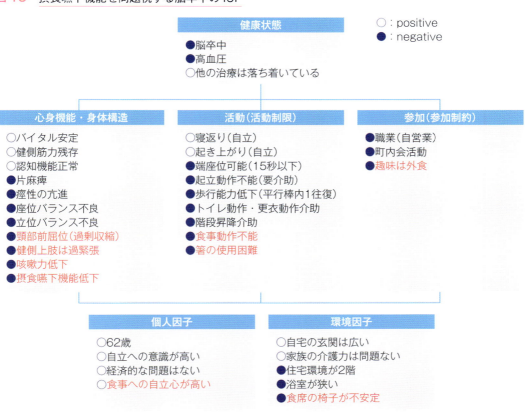

赤字は摂食嚥下に関する項目として挙げるべき内容を示す

脳卒中患者における姿勢調節異常と摂食嚥下機能

　脳卒中患者は，姿勢調節を効率よく発揮させるために必要な姿勢バランス反応が障害される。特に，平衡性の維持のために必要な脳幹レベルの立ち直り反応の障害は，姿勢調節として重要な機能であることから問題視される。これに加えて空間や身体の認識が障害される高次脳機能障害，直接的な運動麻痺や感覚障害，出力に必要な筋力低下，身体を支持するために必要な骨格構造の異常など多くの制限が重なり姿勢調節が障害される。これらの障害が重なり合う脳卒中患者は常に不安定な姿勢を余儀なくされ，それを補うために代償的な姿勢調節を図らなければならない環境下で生活を送っている。

　脳卒中におけるバランスの障害は頻発であり，多くの患者は身体位置の変位について理解していることから，座位や起立動作，立位保持や歩行などのより動的で重心を高位に置く活動では恐怖感を訴える。「怖い」「倒れそう」「傾いてしまう」などの発言は姿勢調節の異常を物語っており，その異常を代償するための手段が，健側上肢で接触しているものを強く握りしめる行為である。

　この行為は，姿勢が不安定になることを代償する手段であり，本来は自由にADL活動の手段として発揮されるべき運動器官であるが，接触している物を握りしめたり，強く押し付けたりすることで内的安定を求めるというバランス機能として活動せざるを得なくなっている。痙性の強い患者などでは，姿勢の不安定性を代償するために健側上肢を常に働かせるという意識が増強することで，麻痺側には連合反応が出現しさらに全身の緊張が増強するなど負の連鎖が生じてしまっている（図14）。

　筋緊張が病的に増強することで感覚情報はさらに位置関係を誤情報として処理してしまうため，適切な姿勢調節機構が機能せずますます非対称姿勢が増強されてしまう（図15）。

図14　バランス機能が障害された代償的な座位姿勢

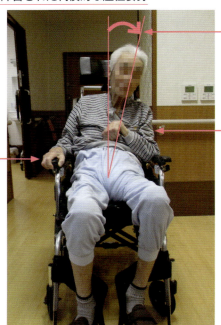

正中位保持が困難となる

麻痺側には連合反応が出現する
　肩甲帯：内転・挙上
　上肢：屈筋共同運動

健側上肢は姿勢の不安定さを代償するためにアームレストを握りしめる
↓
固定性を強化

図 15　摂食動作の適切な姿勢調節機構

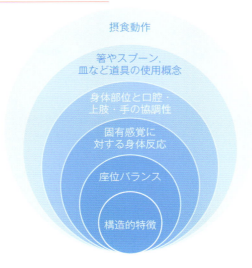

姿勢調節異常と顎関節運動

　摂食・嚥下活動は，食物を上肢によって口腔に移送され口腔内で咀嚼される。顎関節と舌の協調的な作用により嚥下が可能な状態に食塊を形成し嚥下がなされている。この一連の摂食・嚥下機能にも姿勢調節は密接に関与していることを明確に理解しておく必要がある。

　咀嚼の機能としては顎関節の構造が重要である。顎関節は，関節窩が関節頭の長短両軸のまわりに動く楕円関節であり，左右の両関節面が均等な位置にあるときに最も円滑に運動が行える。非対称性を強めた姿勢では顎関節軸に歪みが生じてしまい，傾斜した状態では正中位と比較しても開口幅に差が生じてしまうことを確認する必要がある（図16）。開口量だけでなく，咀嚼では咬合力も要求される。阿志賀ら[7]は，座位保持能力と咬合力について調査し，座位保持不良者では顎関節の咬合力と咬合面積が減少すると述べている。

　これらのことからも，脳卒中により姿勢調節異常が生じると座位保持が困難となり，顎関節を適切な位置に保持させ効率よく咀嚼する機能に制限が加わることが理解できる。体軸のずれはすなわち下顎と上顎の位置関係がずれることになり，顎関節の両関節面の運動性を制限することになるため，実際の摂食・嚥下に要求される食物の取り込みや咀嚼機能は制限が加わる。

図 16　良姿勢と不良姿勢における開口の差

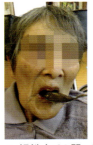 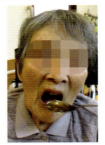

a. 傾斜時での開口量　　b. 正中位での開口量

■ 姿勢調節異常と舌運動障害 ■

舌の運動に関与する筋は，咀嚼や嚥下，発声に関与するが，この機能は体幹や頭頸部の姿勢にも大きな影響を受けている[8]。舌は直接頸部や肩甲骨の筋に連結し，相互に緊張を維持しながら作用している。姿勢調節が整っているときには正しく嚥下が行えているが，非対称性が目立つときなどにはむせ込みが目立つなどの所見からも姿勢と舌運動は密接な関係が成り立つことが想定できる。

舌の運動自由度は，発達の経過とともに拡大し，生後6カ月未満では前後方向の運動しか起こせないが，座位が獲得できる頃には上下運動が可能となる。左右の運動は四つ這いでの移動が可能になったときに確立される[9]。発達の影響は非常に大きく，体幹機能の発育が進むにつれて四肢，頭頸部の支持性を得る土台が安定することを前提として舌の上下，左右運動が可能になってくるものである。

体幹の支持性と大きく関与していることから，舌運動の獲得のためには体幹機能の改善が必要不可欠である。片麻痺患者は姿勢調節障害が目立つことから，座位姿勢の不安定性が目立つ。これは，麻痺側・健側の方向に限らず骨盤を前傾位に保つ姿勢の保持が困難となる。皮質網様体脊髄路，視蓋脊髄路，外側前庭脊髄路，前皮質脊髄路などの機能により体幹機能の姿勢調節がなされるが，片麻痺患者はこの機能性に障害を受けることにより体幹の支持性を失うことが多い。特に体幹の低緊張が表面化することにより姿勢調節のための支持機構が働きにくくなっており，骨盤を前傾位とした正中位保持が困難となる。骨盤を後傾させ，脊柱は上部胸椎の屈曲を強めた円背となり，下部頸椎の屈曲，上部頸椎の伸展という前屈姿勢が目立つこととなる。

片麻痺者はこのような異常な姿勢調節機構のなかでも摂食行為を行うことになるが，この姿勢は舌運動にとっては大変不利な状況になっている。この姿勢は，胸骨舌骨筋や肩甲舌骨筋が伸長され舌骨を後下方へ引き下げることとなる(図17)。舌骨は下制させられることで連結する顎二腹筋が下顎を後退させてしまう。舌骨を下制させることに繋がる姿勢調

図17 異常な姿勢と舌運動の関係

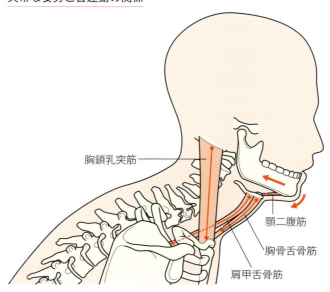

図18 良姿勢と不良姿勢で変わる舌運動

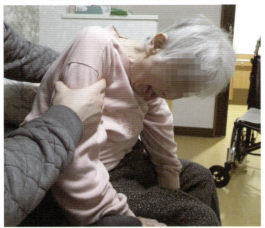
a. 不良姿勢での挺舌

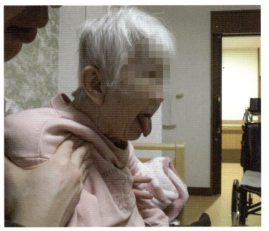
b. 良姿勢での挺舌

節異常は，舌自体を後方に引き込むため，舌の前後左右，そして上下方向の運動性を制限してしまう（図18）。

咀嚼，嚥下にとり舌運動は欠かせない機能であることから，運動幅が確保されることは必須条件である。片麻痺患者にみられる姿勢調節異常は，姿勢バランスなどの外見上の問題だけでなく，嚥下に関わる舌運動や咀嚼機能にも大きな影響を与える。したがって，姿勢調節と摂食・嚥下障害が密接に関与していることを想定した評価と具体的な介入が必要である。

姿勢と逆流性食道炎

逆流性食道炎とは，胃液，十二指腸潰瘍の食道内への逆流により，食道粘膜に障害を発生させ，「逆流症状」を引き起こしたものである。食道内への逆流は健常人においてもしばしば起こる。食道粘膜は扁平上皮粘膜であり，酸に対しては他の消化管に比べ，最も弱い構造となっている。

括約機構は，
- 横隔膜食道裂孔の右脚の作用 - 左下方への牽引
- His角 - 食道と胃底部でつくりだす角度（逆流防止弁としての作用）

ならびに胃粘膜自身も弱い弁として働く。胃の筋層は三層構造をとるといわれるが，筋層の厚さや走行は一定ではなく著しい部位差がある。

特に内斜走筋は食道輪走筋の左半分が継続した形で胃体部と胃底部に分布するが，小彎からやや離れた前壁と後壁に偏って走行する。

この内斜筋の筋束がHis角を形成するうえでの主体となっている（図19）。His角では内斜筋がやや肥厚し，筋束を覆う粘膜は内腔に隆起している（食道噴門弁ともいう）。これだけでは食道を閉ざすに不十分であるが，胃底部圧が昂進すると食道の管腔を狭める方向に粘膜が突出し，ある程度胃から食道への逆流を防ぐ役割を果たしている。

片麻痺患者に多くみられる姿勢調節異常により，正中位を保持できない患者などでは身体軸のずれにより傾斜が生じる。左凸の側彎を呈する状態などでは，His角が鈍化しやすく，胃からの逆流を防止する機構が減弱する（図20）。この姿勢は逆流性食道炎を起こすきっか

図19　姿勢とHis角

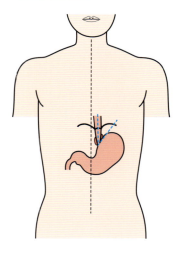

a. 正中位

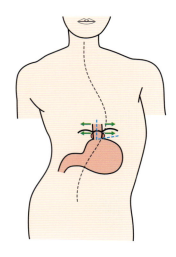

b. 左凸の側彎：食道が拡大

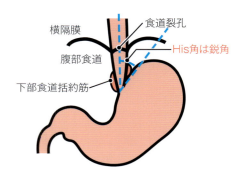

横隔膜　食道裂孔
腹部食道　His角は鋭角
下部食道括約筋

下部食道括約筋　His角が拡大

図20　左凸の側彎

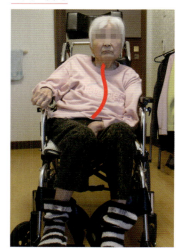

けになり，誤嚥性肺炎の誘因は唾液誤嚥だけでなく逆流性食道炎も誘因の一つであると報告されている[10]。

摂食嚥下障害は，咀嚼機能や舌運動などの口腔内の機能，嚥下時に起こる喉頭，咽頭の不随意的な運動だけに固執してしまいがちであるが，上部消化管の機能も嚥下障害を引き起こす可能性があることを把握するために全身の姿勢観察が重要である。

まとめ

脳卒中患者における摂食嚥下障害は高頻度に出現する問題であるが，リハビリテーション専門職のなかでは言語聴覚士に依存する割合が非常に大きい。脳卒中患者には，摂食嚥下機能を直接的に抑制する球麻痺や仮性球麻痺などにより誤嚥症状が表面化するケースが目立つ。

これらの口腔内だけの障害であるならば予後も良好なことから対応策は複数選択されるが，摂食嚥下機能は，全身の機能性に影響を受けて機能を増悪させているものである。特に，頭頸部を正しい位置に構成する姿勢調節機能は摂食嚥下において重視される能力であるが，脳卒中では機能性が著しく障害されてしまう。摂食嚥下機能は，口腔内だけの能力と判断するのではなく，全身の機能性に併存する運動機能と認識しなければならない（図21）。

図21　全身の機能性に併存する摂食嚥下機能

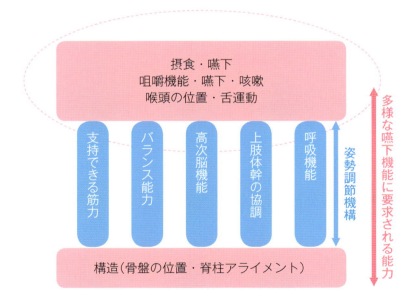

食事を摂るためには食事に適した正しい姿勢を構造的に得る必要がある。骨盤を前傾位に保持させ，脊柱の構造を対称的なアライメントで機能させるためには体幹筋力が必要である。正中位を保持するために固有感覚などからの情報をフィードバックさせるバランス能力や，空間を正しく認識する高次脳機能などを背景とする筋力の発揮が必要となる。

　実際の食事場面では上肢を用いた操作が要求されるが，スプーンや箸を使用する際にも体幹を正中位に保持させながらバランス機能は働き続けている。これらの静的な機能と動的な食事操作を合致させながら遂行されるわけであるが，その背景になる機能は姿勢調節である。脳卒中に由来する姿勢調節は障害されてしまうが，圧迫骨折や椎間板ヘルニアなどの既往により側彎や円背などの骨格構造を変容させてしまう既往がある場合は注意が必要である。骨格を食事に適した状態に保持させ，体幹を上肢の操作が行いやすい位置に置くことなどが姿勢調節機構の役割である（図22）。

図22　姿勢調節のまとめ

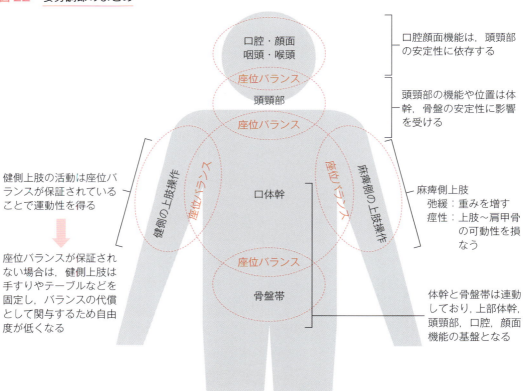

姿勢と摂食嚥下の関係は密接な関係性であり，実に複雑でかつ緻密に構成されているにもかかわらず，理学療法士や作業療法士の関与は限られている印象がある．食事に適した構造的問題の解決や姿勢調節など，食事動作の基盤は理学療法士の専門性を発揮する領域である．箸やスプーンなどの操作を円滑に行わせるために，座位の姿勢調節を背景としたバランス能力を保証した上肢機能の改善は作業療法士が最も得意とする領域である．これら，摂食嚥下に要求される姿勢調節に関連職種すべてが関わることで，言語聴覚士の介入効果は飛躍的に高くなるものである（図23）．

図23 摂食嚥下障害に対するチームアプローチと，それぞれの役割

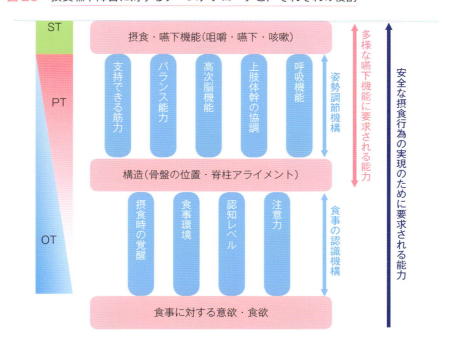

●文献

1) Monnier M : Motor and psychomotor function. Function of Nervous System, vol 2, Elsevier, 1968.
2) Berg K : Measuring balance in the elderly: preiiminary development of an instrument. Physiother Canada 41 : 304-311, 1989.
3) 内山 靖：姿勢調節障害の理学療法 総論．姿勢調節障害の理学療法，2-41, 医歯薬出版，2004.
4) Horak FB, et al.：The Balance Evaluation Systems Test to differentiate balance defitcits. Phys Ther 89 : 484-498, 2009.
5) Shumway Cook A, Woollacott MH : Motor control. Translating Research into Clinical Practice 3rd edition, chapter5・7・11, pp100-135, 157-186, 257-295, Lippincott Williams & Wilkins, 2007.
6) 阿部浩明：姿勢定位と空間認知の障害と理学療法．脳卒中理学療法の理論と技術（原 寛美ほか編），改訂第2版，421-440, メジカルビュー社，2016.
7) 阿志賀大和ほか：座位の安定性が健常若年者の咬合機能に及ぼす影響．言語聴覚研究 10 (4)：301-309, 2013.
8) 冨田昌夫：生態心理学的な概念を応用した運動療法．神経系理学療法学，257-278, 医歯薬出版，2005.
9) 北村清一郎：なぜ「黒岩恭子の口腔ケア＆口腔リハビリ」は食べられる口になるのか，34, デンタルダイヤモンド社，2015.
10) 西山耕一郎：耳鼻咽喉科クリニックにおける嚥下障害の取り扱い．日本食会報 63 (2)：175-180, 2012.

8章 脳卒中患者に対する姿勢調節と嚥下練習の意義

内田　学

　脳卒中患者に出現する代表的な症状は，運動麻痺や感覚麻痺，高次脳機能障害であるが，これらは人間が活動を行うために必要となる自由な身体活動を大きく抑制する因子となる。人間の本来の運動は，目的行為を遂行するための活動に意識を伴う必要はなく，基本的には無意識下で遂行されるものである。

　脳卒中患者は，片麻痺症状などを背景とするために活動の自由度が低くなり，すべての活動には努力を必要とすることから，多くの動作を意識的に行ってしまう傾向が認められる。活動は健側上下肢の機能に依存する傾向が強く，過剰な努力を伴うことから麻痺側に連合反応を出現させるなど，さらなる動作効率の低下を招く結果となってしまう。

　このようななかで遂行する摂食行為は，動作効率を失いやすい。健側上肢を中心とした摂食行為であることから，運動麻痺の存在は関与しないと考えがちであるが，多くの脳卒中患者は健側上肢での活動にも操作困難感を訴えている。無用に緊張感を高め，円滑な操作が行えず皿をひっくり返したり，すくった食材をこぼしたりと健側とは思えない操作を行っている光景を目の当たりにする(図1)。

図1　効率の悪い健側上肢での摂食行為

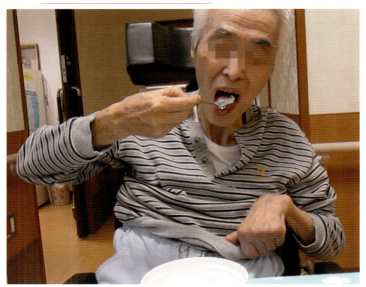

摂食と姿勢

正常な摂食行為（上肢操作）

　人間の摂食場面では，姿勢は基本的に左右対称であり，体幹を伸展位に保持することが無意識的に行われている．スプーンからこぼれそうなスープなどを啜る場合には口をスプーンに近づけたり，スナックなどを食べる場合などでは体幹を動かすことなく手に取った物を口元まで運んだりと，多様に姿勢を変化させながら摂食行為を行っている．

　円滑で協調的な摂食行為を展開するために必須の機能性を体幹機能はもっており，これには支持性と運動性の両面が必要である．スムーズな咀嚼と嚥下を行うためには

1. 体幹や頭頸部が対称姿勢を保つこと
2. 上肢活動や頭頸部の活動を行う際にも体幹が安定しており，正中位に保持できること
3. 嚥下筋が姿勢保持筋として参加していないこと

である．摂食動作は上肢の活動が中心となり，箸やスプーンを用いて食卓に置かれた皿までリーチし，把持した食べ物を落とすことのないように手指や手関節，前腕，肘関節の運動を巧みに組み合わせて口元に運ぶという一連の活動である．上肢が体幹から遠心的に離れたり，求心位に引き付けたりする活動であり，その運動性を保証する体幹の支持性が要求される．

　上肢の活動には肩甲帯の支持性と上腕，前腕，手の運動性という相互作用が要求される．肩甲骨は胸郭上で安定した位置を保つ必要があり，上肢の運動のために肩甲上腕関節が自由に動く支持性と運動性を，回旋運動によって支えなければならない．肩甲骨を胸郭上で安定させるためには，骨盤を前傾位に保ち体幹を正中位に位置させること，すなわち適切な座位姿勢の保持が鍵となる．腹直筋と腹斜筋，そして前鋸筋はお互いに筋が収縮することで支点として支え合い，骨盤を前傾位に保つことで肩甲帯の支持性を保証する機構といえる（図2）．

図2　肩甲骨の支持機構

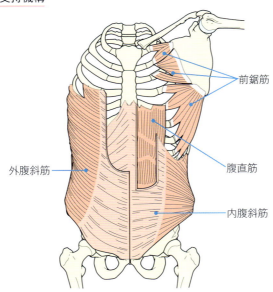

座位姿勢の安定性が得られることで体幹筋を協調的に作用させることが可能となり、この骨盤と体幹の連動性が、肩甲骨を胸郭上の適切な位置に配置することを可能にする。肩甲骨は垂直方向に対して骨性の支持機構をもたず、ある意味では宙に浮いた運動器官である。肩甲上腕関節から遠位の関節運動が行われる場合には、上肢の重さが必ず肩甲骨に負荷として加わる構図になっていることから、重みに負けない肩甲骨の支持を得るためにも、骨盤の位置を前傾位に保っておくことが大切な機能となる。

脳卒中にみられる姿勢異常と摂食動作

脳卒中患者にみられる姿勢調節の異常により、麻痺側上肢はもちろんのことであるが健側上肢でさえも、体幹を正中位に保持したなかで活動するという関係が崩れてしまう傾向が多くみられる。麻痺側の活動への参加が困難な脳卒中患者は代償的に健側を用いる手段を余儀なくされるが、随意的に活動しやすい健側上肢ですらも円滑な運動性を失いやすい。

健側上肢の運動性を保証するのは肩甲骨の支持機構であり、この機構は骨盤を前傾位に保持することでなされる体幹と骨盤の相互作用である。腹直筋や腹横筋などの体幹前面筋が姿勢保持筋として活動することで腹斜筋、前鋸筋などの筋性の連動を生み、これが肩甲骨の支持性を構築している。

脳卒中患者では、特異的に皮質網様体脊髄路、視蓋脊髄路、外側前庭脊髄路、前皮質脊髄路などが障害され、体幹の姿勢調節が困難となることから選択的な体幹前面筋の活動が抑制されることが多い。特に体幹の低緊張が表面化することにより姿勢調節のための支持機構が働きにくくなり、骨盤を前傾位とした正中位保持が困難となる(図3)。

図3　体幹の低緊張が目立った座位姿勢

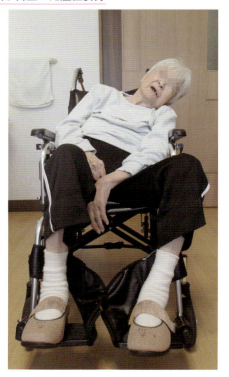

前述したとおり，スムーズな咀嚼と嚥下には
1．体幹や頭頸部が対称姿勢を保つこと
2．上肢活動や頭頸部の活動を行う際にも体幹が安定しており，正中位に保持できること
3．嚥下筋が姿勢保持筋として参加していないこと
が考えられるが，脳卒中患者の多くはすべての機能性が喪失しやすい。体幹の傾斜は前面筋の活動が抑制されることによって非対称姿勢を構築しやすいが，患者はその不安定な姿勢のなかでも頭頸部は健側方向に屈曲，回旋させ，傾斜した姿勢を修正するために過剰に収縮させている（図4）。

姿勢の不安定性は座位姿勢の崩れから起こるものであり，骨盤を後傾位にすることで体幹の前面筋は機能性を失う。これが肩甲骨を不安定にすることに直結し，健側とはいえ上肢の自由度を抑制させる構造に変容する。健側上肢は，肩甲骨の不安定な土台のなかで箸やスプーンの操作を行うために，リーチ距離を遠くすればするほど体幹の不安定性は増加する。不安定性があるなかで行うリーチ動作は，健側上肢を求心位に引き付ける作用で代償する傾向が強い（図5）。この不安定な操作を摂食行為の間繰り返すことで徐々に姿勢は崩れていきやすい。

図4　頭頸部の代償

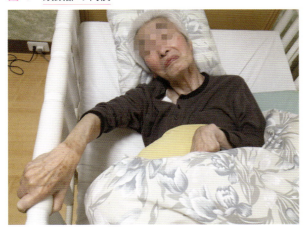

図5　健側上肢を代償として使用する

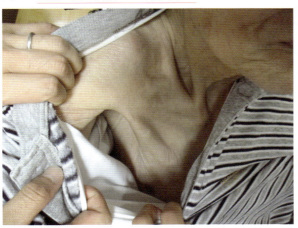

姿勢の異常と嚥下筋活動

　嚥下に関与する筋には，舌骨上筋と舌骨下筋の協調的な活動が重要となる。もちろん，嚥下筋としてこの両筋を支持するために咬筋の作用が大切で，舌骨や喉頭を挙上させるための土台となっている。舌骨上筋は顎二腹筋，舌骨下筋は甲状舌骨筋が代表的であり，それぞれの筋活動には連動性が要求される。健常者では顎二腹筋が先行して収縮し，それに連動して後から甲状舌骨筋が収縮を行う（図6）。

　この連動性は咬筋の活動を土台とした協調的な嚥下活動に必要不可欠な作用であり，舌骨と喉頭を挙上するためには同時収縮が行われなければならない。この連続性，かつ同時収縮を含めた嚥下関連筋の協調性が，喉頭の挙上を促進する作用となり，喉頭の挙上により喉頭蓋の屈曲を形成することで気管への食塊侵入を防御する作用となっている。したがって，この連続性と協調性は正常な嚥下スクリーニングとしても重要なサインである[1]。

　脳卒中患者は姿勢調節機能に異常が出現するため，その体幹と頭頸部の位置関係は，嚥下を円滑に行うには不利なものになりがちである。特に，下顎を屈曲させてしまう構造は体幹に対して頭頸部を垂直位に保持できない状態であることから，嚥下筋である顎二腹筋や甲状舌骨筋の位置する頸部を詰まらせてしまうことになり，嚥下活動を行ううえでは不利な構造となっている。

　頸部の屈曲姿勢は下顎と喉頭の距離を物理的に短縮させることに繋がる。この状態での嚥下筋の作用は円滑性を失いやすく，正常でみられる顎二腹筋と甲状舌骨筋が連動する協調性が崩れやすくなる。喉頭の運動を作り出す前頸部の空間が減弱することから，喉頭を挙上させる顎二腹筋の作用が得られにくくなり，甲状舌骨筋と同時収縮（図7）を行わせることで全体的な出力を上げようとする代償性も認められる[2]。

　この結果は，喉頭を挙上する必要のある正常な嚥下活動を行うためには不利な構造となる。顎二腹筋の収縮が舌骨を挙上するために本来は先行して活動するが，それより先に甲状舌骨筋が収縮することは舌骨の挙上を下側から引っ張る力が働くこととなる。この作用は同時収縮により嚥下筋活動を賦活するものではあるが，構造的には喉頭蓋の屈曲を不完全にしてしまうため誤嚥が起こりやすくなっている（図8）。

図6　正常な嚥下活動

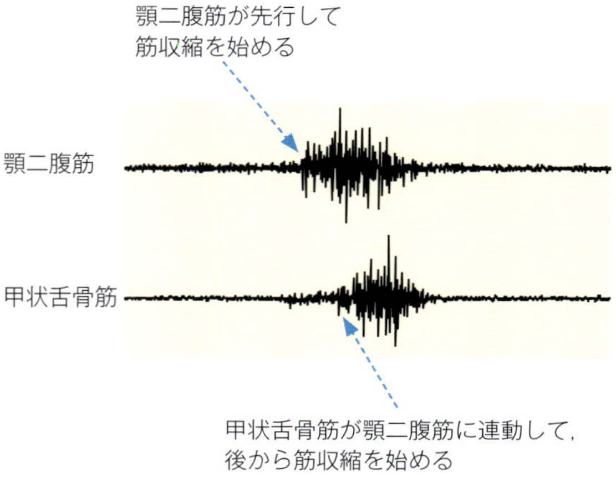

顎二腹筋が先行して筋収縮を始める

顎二腹筋

甲状舌骨筋

甲状舌骨筋が顎二腹筋に連動して，後から筋収縮を始める

図7　異常な嚥下活動

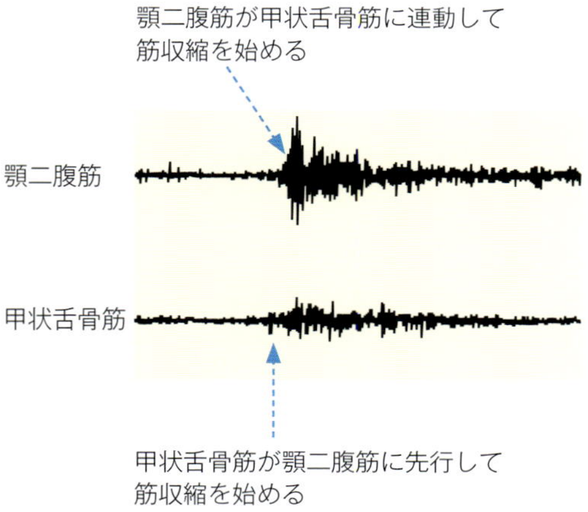

顎二腹筋が甲状舌骨筋に連動して筋収縮を始める

顎二腹筋

甲状舌骨筋

甲状舌骨筋が顎二腹筋に先行して筋収縮を始める

図8 喉頭の正中断面

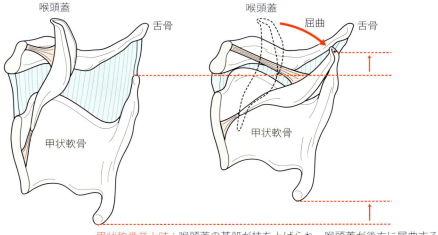

甲状軟骨挙上時：喉頭蓋の基部が持ち上げられ，喉頭蓋が後方に屈曲する

　脳卒中による姿勢調節の障害は，座位や立位のバランス障害などの機能的な問題を生むだけではなく，結果的には嚥下活動を抑制するという複雑な構造になっているので，視野を広げて評価と治療を適切に実施しなければならない。

姿勢の異常と誤嚥

　脳卒中患者における姿勢調節の異常は，麻痺側や健側を問わない体幹の傾斜や骨盤の後傾を伴う円背姿勢，バックレストに寄り掛かった姿勢など多岐にわたる異常姿勢を形成する。脳卒中患者にしてみれば，その姿勢でしか対応できない座位姿勢の適応性であるが，嚥下を円滑に行うためには困難が生じてしまう。嚥下時における嚥下筋活動と姿勢保持筋の関係では，正中位と比較して，傾斜や円背姿勢での嚥下筋活動は極端に減弱してしまう傾向が示されている（図9）。

　不良姿勢では体幹の崩れにより，嚥下筋を含む頭頸部の筋活動は，頭部を正中位に戻す

図9　姿勢条件と嚥下筋の活動

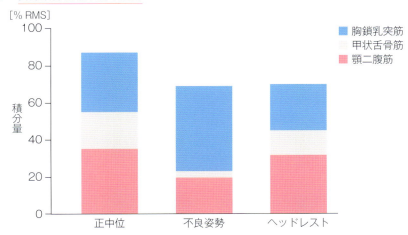

ための姿勢保持筋としての関与が増加してしまう。頭部を適切な位置に保持できない患者などには，姿勢の崩れに対して骨盤の位置を適切に修正するなどのシーティングはもちろんのことであるが，積極的にヘッドレストや枕などを装着するべきである。体幹に対して頭頸部が適切な位置にあることが重要であり，無理やり座位を保持させたなかで摂食行為を行わせるよりも，ヘッドレストなどの使用により嚥下筋活動は正中位を保持しているときと同様の嚥下活動が得られやすいので，誤嚥の発生率は抑制されるものと考えている。

　脳卒中患者における姿勢調節の障害は多種多様の原因によって形成される。摂食嚥下機能をより円滑に行わせるために異常姿勢の原因を特定し，適切な対応をとることで嚥下に有利な状態を作ることが可能である。

嚥下を意識した姿勢調節の方法

　脳卒中片麻痺患者は麻痺側の操作性を失っていることが多く，動作の遂行には残存機能として随意性の高い健側を中心に使用するという健側志向になっていることが目立つ。結果的に，麻痺側には潜在的な連合反応を出現させる機会が多く，余計に胸郭や骨盤帯，肩甲帯などに組織学的な可動性の欠如を形成する。ウェルニッケマン肢位や体幹の垂直軸がずれた姿勢調節障害など，典型的な異常姿勢を示してしまう。この状態での摂食嚥下は危険であることは周知の事実である。

　摂食嚥下障害が認められる脳卒中患者に対して，一般的には言語聴覚士が口腔リハビリテーションを実施しているが，ここでは姿勢調節に着目した嚥下練習の方法論を紹介する。

症例紹介

　84歳の男性で6カ月前に脳梗塞の診断を受ける。発症前の日常生活動作や歩行能力は自立しており認知レベルも維持されていた。片麻痺機能検査では，上肢：Ⅱ，下肢：Ⅲ，手指：Ⅱであった。感覚障害は表在感覚，深部感覚がともに減弱していたが，高次脳機能障害は認められなかった。基本動作などはすべてにおいて介助を要し，座位保持も車椅子上が限界であり時間の経過とともに徐々に傾斜が目立っていた。

　食事に対する意欲は非常に高く，スプーンを用いて自己摂取を行っていたがむせ込みが多いため食事形態はソフト食にて提供されていた。誤嚥性肺炎を繰り返しており，摂食嚥下に関して専門外来での介入を検討している。

静的姿勢：臥位・座位（図10）

　動かされることに対する恐怖心を常に抱いており，柵やアームレストを握りしめていた。この活動は連合反応を誘発し，麻痺側は痙性を背景にした筋緊張の亢進が認められた。頭部，体幹ともに正中位での保持が困難で非対称姿勢が目立っていた。

　健側上肢で把持している柵やアームレストを解除すると途端に身体動揺が大きくなり，姿勢調節の異常が考えられた。健側上肢で外部環境に対して求心性に引き込む反応を用いることで姿勢の安定性を代償している様子がうかがえた。身体をベッドに委ねることが困難で，背臥位をとることができず，背もたれを起こして過ごすも下方へ滑り込むような異常姿勢が認められた。

図 10 　静的姿勢：臥位・座位

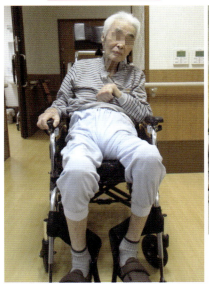
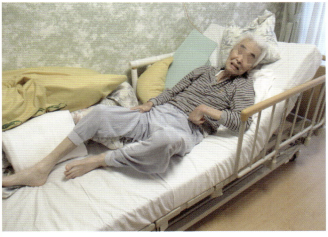

介入①：頸部の準備(図11)

　健側上肢を求心位に引き付ける運動に連動して頸部も健側方向に屈曲，回旋運動にて姿勢の崩れを代償していた。そこで，胸壁を固定点とした持続的なストレッチを行い体幹と頸部の分離性を促した。頸部の求心位に向けた収縮は，姿勢の崩れに対する代償作用なのでストレッチを実施するうえでは身体重心が動揺することのないように愛護的に実施する必要があった。

図 11 　頸部の準備

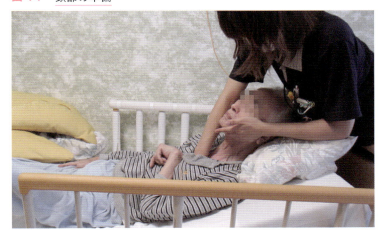

介入②:骨盤帯,腰背部の準備(図12)

　重心の動揺を極端に怖がる傾向があり,骨盤帯は常に後傾位で広背筋など上肢と連動する筋の筋緊張が高くなることで可動性を失いやすい。両股関節,膝関節を屈曲位に保ち骨盤帯を後傾位にした状態で腰背部のストレッチを行い,重心の動揺を極力抑制し胸壁と骨盤帯が分離していけるように愛護的に実施した。徐々に両股関節を中間位に戻しながらベッド上に下ろしアライメントが対称的になることを意識した。

図12　骨盤帯,腰背部の準備

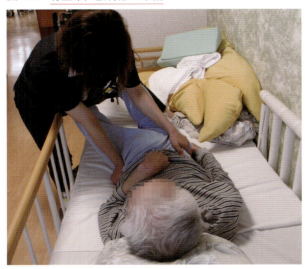

介入③:胸郭の可動性(図13)

　健側や患側を問わず,脳卒中患者の胸郭は粘弾性に欠ける。健側は上肢の求心位への引き込みに連動し,麻痺側は痙性を背景にした連合反応が常に存在することで拡張する機会が少ない。胸郭の構成である肋骨の可動性を引き出すために肋間筋のストレッチ,肋椎関節の関節可動域練習などが必要である。胸郭の可動性は咳嗽力にも影響を与えることから,換気の練習も同時に実施した。

図13　胸郭の可動性

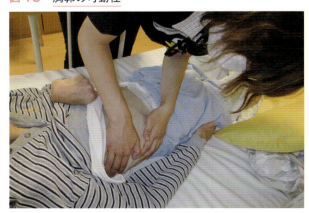

介入④：骨盤帯と股関節の分離（図14）

　健側は常に求心位をとり，麻痺側は連合反応が屈筋共同運動として出現することから腸腰筋の短縮などが目立っていた。そこで，健側の股関節を伸展方向に誘導することで腸腰筋が伸張され腰椎を前彎させる。なおかつ下肢の質量が大腿骨頭にかかるため，さらに股関節の屈筋反応が増強されやすい。下肢の質量を免荷させ，重心の動揺を最小限にしながら愛護的にストレッチを行う必要があった。

図14　骨盤帯と股関節の分離

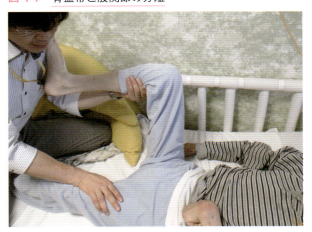

介入効果：臥位姿勢（図15）

　介入①～④前は健側，患側を問わず筋緊張が高く姿勢調節機構の障害により非対称性が目立っていた。介入により，頸部，体幹，骨盤帯のリラクセーションが得られ，ベッドに身を委ねられるようになり対称的な背臥位姿勢が可能となった。

図15　介入効果：臥位姿勢

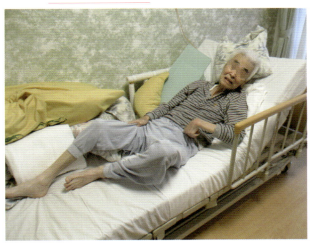

a. 介入前

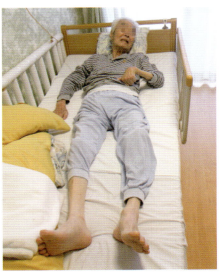

b. 介入後

介入⑤:座位保持の準備(図16)

　臥位から座位への重心移動に恐怖感を感じていた。後方に60°程度寄り掛かる座位姿勢で健側上肢を床面に接触させることにより,支持基底面を広く確保した座位保持を促した。後方からの接触はなるべく広いほうが患者の不安は減少する。その際に安楽な座位姿勢を促しながら前頸部と胸壁の伸張運動を実施し,徐々に重心を高位に上げる端座位姿勢へと移行していく。

図16　座位保持の準備

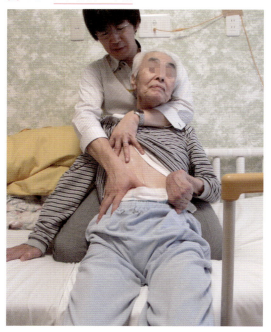

介入⑥:座位での姿勢バランス練習(図17)

　介入⑤で正中位保持が可能になった。この段階からさらに姿勢調節を獲得させるために,左右両側のバランス練習を実施した。重心移動に対するバランス反応を促す練習を中心に行い,変位した側の体幹は抗重力伸展反応を誘導し,対側は立ち直り反応を促進するために側屈の活動を誘導した。座面は,支持した側の坐骨に荷重をしっかりと乗せ,後傾位に崩れていかないように介助しながら実施する必要がある。麻痺側は健側と比較して反応が出現しにくいので,正中位をキープしながら徐々に運動範囲を拡大していく。

図17　座位での姿勢バランス練習

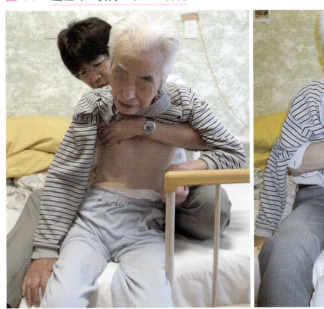
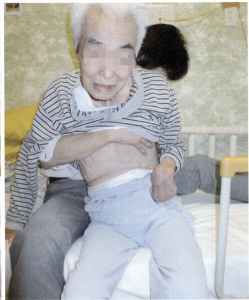

介入⑦体幹の伸展反応（図18）

　端座位姿勢における正中位の保持には，体幹の抗重力伸展反応が必須である。そこで，骨盤の前傾に連動した体幹の伸展反応を合致させるように介入した。骨盤の後傾時には円背の方向に緩め，骨盤の運動方向に体幹が的確に反応するという連動性を構築するように促した。

図18　体幹の伸展反応

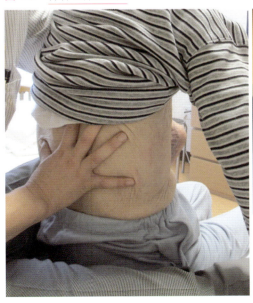
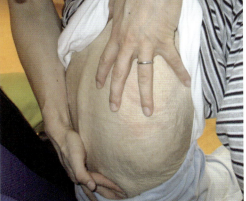

介入⑧：座位保持練習（骨盤の位置調整，図19）

　半腱様筋，半膜様筋，大腿二頭筋（以下，ハムストリングス）はそれぞれ坐骨結節と下腿を連結し，股関節の伸展と膝関節の屈曲に作用する二関節筋である。脳卒中患者のように姿勢調節に障害をきたすと，骨盤を後傾させた状態での仙骨座りでの姿勢保持が常在化する。この姿勢は，坐骨が前方に変位することからハムストリングスを短縮させる姿勢となる。常に骨盤を後傾させていることからハムストリングスは伸張する機会がなく，そのままの短縮した状態で可動性を失っている。

　短縮したハムストリングスは骨盤の前傾に対して著しい抵抗を示し，前方にずれた姿勢を骨盤を後方に引いて修正しても，すぐに元の後傾した仙骨座りに戻ってしまう。椅子に座る際には，坐骨での安定した荷重を促すためにも，ハムストリングスのストレッチは必須である。座位を適切に保持するために骨盤を前傾させることは理解されているが，制限因子となるハムストリングスのストレッチは背臥位で行うのではなく，椅子座位，または端座位での練習が必須である。練習後は，姿勢の保持が可能であるか確認を怠ってはならない。

図19　骨盤の位置調整

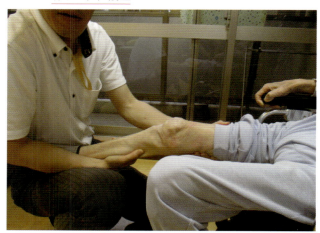

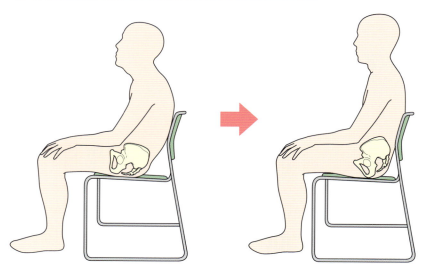

介入効果：座位姿勢での姿勢調節（図20）

　座位姿勢では，姿勢調節に障害をきたしていることから健側上肢が代償的な過剰収縮を行っていた。求心位へ引き込むような反応が認められることで，健側の腋窩構成体は筋緊張が高かったが，姿勢調節の練習を準備段階で実施したことにより座位バランスが改善した。これにより，不安定な姿勢保持であったがゆえに認められた健側上肢での代償が不要となり，筋緊張が低くリラックスした座位姿勢の保持が可能となった。

図20　座位姿勢での姿勢調節

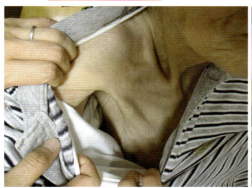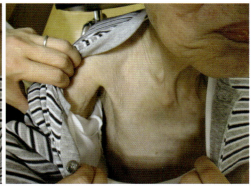

介入効果：摂食嚥下機能（図21）

　介入①～⑧前には健側上肢を用いた摂食行為も，健側でありながら姿勢保持に参加させていたため円滑性に欠けていた。また，上肢を使用することで体幹の固定が解除されてしまい正中位保持が困難となっていた。姿勢調節を改善させることで体幹の支持性が得られ，運動性としての上肢，頭頸部の活動が円滑に行えていた。また，嚥下関連筋も姿勢保持として参加する必要がなくなり，純粋な嚥下活動として発揮することが可能となったことで食事中のむせ込みの回数が減少した。

図21　介入効果：摂食嚥下機能

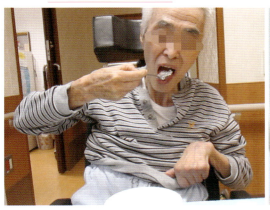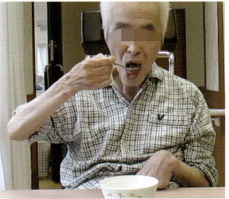

まとめ

　脳卒中患者は嚥下機能に直接的に障害をきたすことが多く，40〜70％は何らかの嚥下障害が認められると報告されている[3]。直接的な摂食嚥下に関わる口腔の機能構造や，食塊の移送に関与する咽頭，喉頭，食道などの機能にしても，摂食嚥下は総合的な機能である。複雑な機構により成り立つからこそ起こった障害が劇的に改善することは困難であり，介入に難渋する症例が多い印象をもっている。

　本章では姿勢と嚥下の関係性について述べた。脳卒中患者では，直接的な嚥下障害だけが起こっているものではなく，姿勢調節の障害が認められることで二次的に摂食嚥下機能にも影響を及ぼしていることを的確に評価する必要がある（図22）。嚥下機能の直接的な改善は困難であるからこそ，姿勢調節を適切に理解し，嚥下の機能性を最大限に発揮させるように全身の評価を行うことを念頭に置かなければならない。

図22　姿勢の異常が嚥下機能に影響を与える

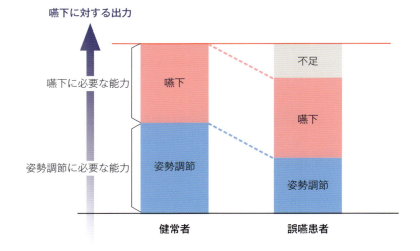

●文献

1) 内田　学ほか：嚥下筋の協調性に着目した機能評価－誤嚥を呈する患者の相対的喉頭位置と嚥下筋の筋電図学的解析－．J Clin Welfare 13：62-66, 2016.
2) 内田　学：嚥下障害の運動学的特徴－舌骨上筋と舌骨下筋の筋活動と協調性の関係性－．日病生誌 24 (2)：41-41, 2015.
3) 小口和代：脳卒中摂食・嚥下障害の治療帰結．Mod Physician 26 (1)：110-113, 2006.

9章 姿勢を意識した嚥下練習の実際
1. バランス障害：体幹機能と嚥下障害の関連

水野智仁

体幹機能と嚥下障害の関連

　体幹は，四肢の随意運動時の身体近位部を固定し，また，全身の抗重力位で支持することにより，安定した座位を獲得する。脳卒中後，感覚および運動が障害され立位バランスだけでなく，座位バランスにも大きく影響を及ぼす。一般的に理学療法士は座位保持機能の安定化，寝返り動作や立位，歩行機能を向上させるため，体幹筋群へアプローチを行っているが，摂食嚥下障害への機能向上も促すことを理解すべきである。

　不安定な座位では，嚥下機能に重要な舌骨下筋群は姿勢保持に機能が利用されるため，嚥下時の舌や喉頭の運動が阻害される[1]。また，骨盤帯，脊柱のコントロールができないことにより，頭頸部へも影響する。そのため，嚥下機能のみならず，摂食機能でもある最大咬合力や咬合のバランスへも影響することが報告されている[2,3]。

　より摂食嚥下および咀嚼しやすい状態にするためには，頭頸部にある嚥下関連筋の舌骨上筋群，舌骨下筋群をより活動しやすくすることが大前提であるが，それと同時に頭頸部の土台となる体幹をコントロールする機能も重要である。

　自ら摂食することを目標とする場合は，リーチ動作のような上肢の活動が必要となる。体幹の筋は座位における上肢活動中の姿勢保持筋として作用する。リーチ動作時には，体幹は安定性かつ運動性の要素も必要となり，加えて骨盤と股関節運動のコントロールも必要となる。

　摂食嚥下に必要な体幹機能に対し，準備期における上肢活動，口腔期における下顎での咀嚼，咽頭期における舌骨上筋群，舌骨下筋群による喉頭運動がそれぞれの摂食嚥下の過程で分節的に分離した活動できるようなアプローチをしなければならない。

病期別で姿勢を意識した嚥下練習

急性期

　脳卒中は，運動や感覚の障害，意識障害，高次脳機能障害を呈することが多く，重度の脳卒中の場合，長期臥床を余儀なくされ，廃用症候群へと変容しかねない。そのため，嚥下練習を行う準備段階として，意識障害に対し覚醒レベルを向上させることが重要である。神経学的に状態が安定していることが前提であるが，覚醒レベルを向上させる目的と同時に可能な限り体幹機能を改善させる練習も進めていく。

　この時期の，体幹や上下肢の麻痺による低緊張は，上位運動ニューロン障害による舌運動や嚥下反射の遅延などの問題だけでなく，嚥下運動をするための舌骨上下筋群の運動も阻害する。体幹の支持性が不足している状況下では，舌骨上下筋群は頭頸部を固定する役割に活動してしまうため，嚥下運動時には活動しづらい状態となる。よって，嚥下運動に

必要な舌骨上筋群を頭頸部固定筋として使用しないことを考慮した座位保持練習を行っていく。

回復期，長期療養期

回復期リハビリテーションや長期療養期では，積極的にさまざまなバリエーションに富んだ座位保持や座位の耐久性向上を目的として練習を進めていくことが理想である。しかし，急性期において，長期臥床，頭頸部や体幹を固定的に使用する姿勢が多い場合，軟部組織の柔軟性の低下や筋，腱の短縮が問題となる。このような筋の長さやこわばりなどの変化は，筋活動やバランスに影響を及ぼす。バランスが障害され，骨盤後傾位で骨盤帯を固定し，さらには円背を伴うと，頭頸部姿勢に影響し，舌骨上筋群の短縮や胸郭の拡張も制限されるため，咳嗽するための呼気を補償する肺活量が確保されにくくなる（図1）。

そのため，体幹の抗重力伸展活動を行う際に必要な骨盤帯の前後傾に伴う脊柱の可動性を引き出すことが重要である。

図1　嚥下障害を有する脳卒中患者の姿勢

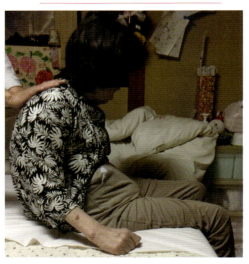

体幹機能の改善を目的とした運動療法

自立で食事が可能な場合，大半は座位姿勢で食物を取り込むが，上肢の運動だけでなく，頭頸部，体幹，股関節の運動が必要である。また，食物の形態や，食事道具の違いにも運動の様式が変化する。

箸を使用して米飯などを捕食する際は，非利き手に茶碗を把持し，手指を使い，箸を操作する。その後，箸で掴んだ物を見るために頭部が屈曲する。米飯を口へと運ぶため，肘関節を屈曲，前腕を回外すると同時に頸部を屈曲させる。そのとき，体幹をやや前傾させる（図2）。

スプーンを使用し，ヨーグルトやスープなどを捕食する際は，箸を使用するときとは若干異なる。スプーンで食物を掬う動作では，手関節を固定させ，肩関節でスプーンを操作し，

図2　テーブル上食事動作（箸）

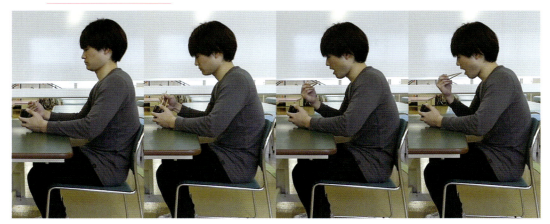

図3　テーブル上食事動作（スプーン）

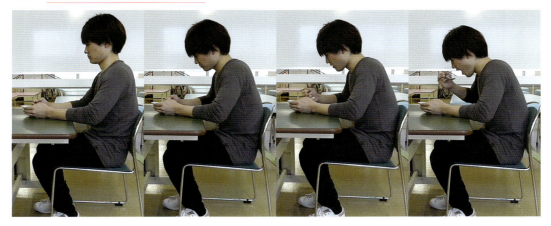

掬った食物を見るために頭部を屈曲させる。肩関節の外転と肘関節の屈曲と同時に頭部と体幹を箸操作時よりも屈曲させ，口へと運ぶ（図3）。

このように，食事形態や，食事道具の違いで運動の様式が異なるが，頭頸部・体幹を屈曲するという，前方への重心移動は共通している。われわれ人間のみならず，その他の哺乳類，魚類等も前方への移動，重心移動を行い捕食している。そのため，摂食嚥下の一連の動作は前方へ重心移動するために必要な可動域，座位姿勢保持能力，耐久性，姿勢調節能力が必要であると筆者は考えている。

座位保持に介助を要する場合
前もたれ座位(図4)

　重度の嚥下障害で座位保持がきわめて困難な場合，ベッド上の背臥位，ギャッチアップされたリクライニング座位，リクライニングやティルトリクライニング機能の車いす座位の姿勢で長時間過ごす。これらの姿勢は，支持面がすべて背面であり，従重力方向の筋緊張を高め，抗重力運動を阻害する。体幹前面にクッション等を置くことで，支持基底面を広げ，また，前方に支持面を作ることができ，抗重力姿勢がとりやすくなる。

図4　前方にクッションを置いた前傾座位

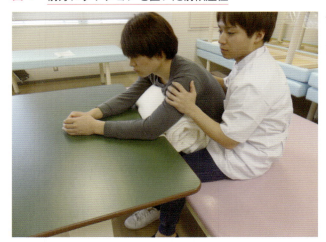

体幹の安定性を確保し，頭頸部をコントロールする練習や体幹の抗重力伸展活動を促す。

両上肢支持での前傾座位(図5)

　静的な座位保持は困難だが，比較的，体幹を支持する能力がある場合は，両上肢を支持し，安定した支持基底面のなかで，骨盤の前後傾，体幹の立ち直り，抗重力伸展活動を促し，姿勢制御を学習する。

図5　両前腕支持での前傾座位

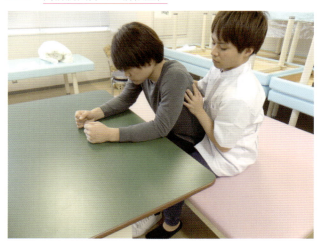

骨盤の前後傾と脊柱の伸展(図6)

平面の座面で骨盤の前傾と脊柱の伸展を促すことが困難な場合，大腿部にウェッジを入れ，骨盤の前後傾，体幹の立ち直り，抗重力伸展活動を促し，姿勢調節を学習する。

図6 骨盤の前後傾と脊柱の伸展

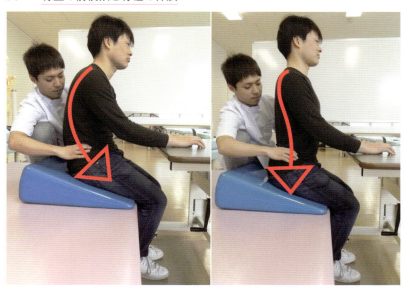

動的な座位保持に移行
片側上肢支持での前方リーチ，ロールを使用した前方への重心移動(図7・8)

静的な座位姿勢制御が可能な場合，上肢の支持基底面を減らし，動的な座位姿勢調節の練習へ変更する。また，支持基底面を減らすだけでなく，不安定なロールやバランスボールを使用し，前方への重心移動を促す。重心移動を促す際は，骨盤の前後傾運動や体幹の抗重力伸展活動と立ち直り反応，頭頸部コントロールも確認する必要がある。

図7 片側上肢支持での前方リーチ

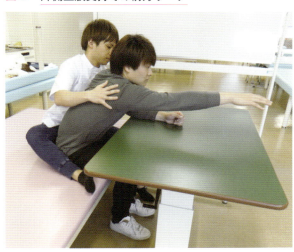

117

図8 ロールを使用した前方への重心移動

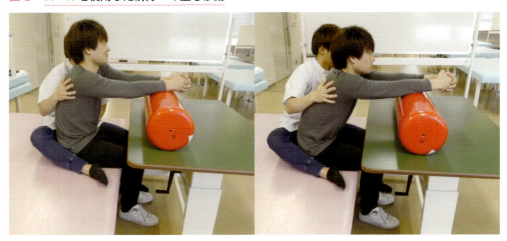

バランスボールを利用した側方への重心移動(図9)

　より安全な摂食嚥下を行うには，無意識下で行われる座位保持や頭頸部，および上肢の活動だけでなく，体幹や下肢を含めた全身が協調して運動しなければならない。そのためには，足底接地はもちろんのこと，坐骨支持での立ち直り反応を考慮し抗重力活動を促していく。

　骨盤帯や体幹の中枢部が動的なバランス機能を姿勢調節として発揮されることにより，肩甲帯から末梢部である上肢活動が可能となり，自力摂取を促すことに繋がってくる。さらには，頭頸部のコントロール向上にも役立つため，姿勢保持筋として過活動となっていた嚥下関与筋群が，実際の嚥下場面で協調的な活動が可能となる。そのため，静的な座位練習にとどまらず，動的な座位練習へと変化させることが重要である。

図9 バランスボールを利用した側方への重心移動

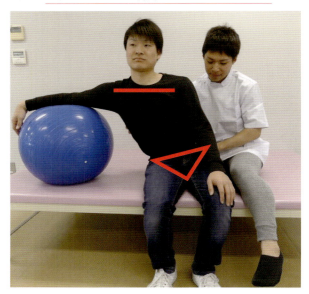

おわりに

摂食嚥下に関して，口腔機能，舌骨，喉頭挙上機能や嚥下に関与する筋群が集まる頭頸部周囲に注目しがちであるが，全身の機能を評価しなければならない。特に，本稿で述べた体幹機能は，座位保持能力だけでなく，頭頸部の姿勢や筋緊張にも大きな影響を与える。脳卒中患者の嚥下障害に対し体幹機能の向上を目的とした運動療法を行うが，その運動療法のなかで口腔機能や嚥下機能の評価を行うことが重要であると考える。

また，体幹機能を向上するために，座位保持レベルの運動療法のみならず，全身状態を考慮した立位保持や歩行などの運動も効果的である。

● 文献

1) 吉田　剛：嚥下障害に対する環境と対応．環境と理学療法（内山　靖　編著），215-226，医歯薬出版，2004．
2) 石川健太郎ほか：座位姿勢における足底接地の有無が重心動揺と最大咬合力に及ぼす影響．障歯誌 27 (4)：555-559, 2006．
3) 阿志賀大和ほか：座位の安定性が健常若年者の咬合機能に及ぼす影響．言語聴覚研究 10 (4)：301-309, 2013．

姿勢を意識した嚥下練習の実際
2. 低緊張患者：弛緩性麻痺が及ぼす嚥下障害

井上姫花

弛緩性麻痺とは

　錐体路とは，4野にあるBetz細胞から下行する線維（上位運動ニューロン）であり，この線維が障害された場合に，弛緩性麻痺や筋トーヌスの低下，深部腱反射の消失という症状を呈す。しかし，広義の錐体路障害は痙性麻痺や筋トーヌスの亢進，深部腱反射の亢進と説明されており，症状に乖離がある[1]。これは，臨床的に上位運動ニューロンが限局して障害されることはまれであり，上位運動ニューロンが障害された際に，同時に錐体外路（赤核脊髄路，視蓋脊髄路，前庭脊髄路，網様体脊髄路）が障害されることが多いためである。

　脳血管疾患による片麻痺の多くは広義の錐体路徴候を生じるが，回復には概ね半年を要し，急性期には弛緩性麻痺を呈すことが多く，徐々に痙性麻痺へと移行する。すなわち，弛緩性麻痺とは上位運動ニューロンのみが障害された場合もしくは，急性期の脳血管疾患にみられる身体症状である。

　脳卒中治療ガイドライン2015[2]では，脳卒中リハビリテーションとして，早期座位・立位，装具を用いた歩行練習の開始を推奨している。しかし，重症脳卒中患者は，運動障害や日常生活活動（Activities of Daily Living；ADL）の改善が少なく，リハビリテーションの効果が少ないとされる[3]。重症化している一因に弛緩性麻痺も含まれ，実用的な歩行の獲得が困難であると予測される弛緩性麻痺患者に対しても，早期から積極的に立位・歩行練習を実施する理学療法士や，患者のニーズに寄り添い，難易度の高いトイレ動作自立に向けて介入する作業療法士がいることも事実である。視点を変え，食事動作に目を向け，食事動作自立のための姿勢調節や座位姿勢の改善を目的とした理学療法や作業療法の展開があってもよいのではないだろうか。

弛緩性麻痺の影響

弛緩性麻痺が身体に及ぼす影響

　われわれが日常生活で身体の重さを実感することはあまりないが，頭部は身体全体の約10％の，片側上肢は身体全体の6.5％の重さがあり，体重50kgの人の場合は，頭部が5kg，上肢が約3kgの重さがある。弛緩性麻痺患者は頭部や麻痺側上肢を自身でコントロールすることができず，身体の重みを感じるはずである。

　姿勢調節に障害がある患者は，身体の重みで姿勢が崩れることが多い。身体のバランスを保つため，身体の各部位が代償的に作用することがあり，弛緩性麻痺患者では健側上下肢の過剰な努力が散見される。特に急性期は，意識障害や半側空間無視や半側身体失認などの高次脳機能障害，深部・表在感覚障害の影響もあり，ベッド上で終始ベッド柵を握ったまま離せない患者，端座位でベッド柵や車椅子アームレストを把持して上肢を引き込む

患者，下肢を突っ張る患者，健側の他動運動時に抵抗感を示す患者などがいる（図1）。健側上下肢の過剰な筋収縮は麻痺側の連合反応を誘発し，弛緩性麻痺から痙性麻痺へと移行するきっかけとなることがしばしばある。

図1　健側の過剰な努力

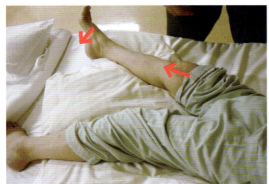

a. 右下肢の異常な伸展活動
膝伸展位，足底屈内反位で他動運動困難である

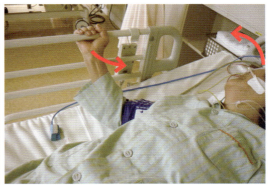

b. ベッド柵を握って離せない
右上肢で引き込み，頸部は右側を向いている

弛緩性麻痺が座位姿勢に及ぼす影響

　体幹は身体運動の根幹を担う重要な部分であり，土台としての役割が大きい。体幹は内側運動制御系（皮質網様体脊髄路，視蓋脊髄路，外側前庭脊髄路，前皮質脊髄路）でコントロールされており，脳血管疾患によって，それらのシステムが破綻すると，体幹機能や姿勢制御能力が障害される。臨床場面で患者の座位姿勢を観察していると，体幹筋が低緊張状態となり，抗重力筋活動が生じず，体幹屈曲位・骨盤後傾位で座位姿勢をとる患者，頭頸部や上肢の重さにより，前方に姿勢が崩れる患者，健側の過剰な努力により，頸部や胸郭，体幹が伸展もしくは側方偏位している患者が多い。

　急性期脳血管疾患患者における摂食嚥下機能に関する因子は，意識，顔面麻痺，座位バランスであり，座位バランスは，頸部や体幹の機能，姿勢を反映しているとされる[4]。脳血管疾患の病変部位が直接的な摂食嚥下障害を引き起こす部位でない場合でも，意識障害や座位バランスの不良が嚥下障害を助長している可能性が高く，理学療法士は急性期から座位姿勢を改善するための練習や体幹機能に対する運動を実施することが望ましい。

弛緩性麻痺が食事動作に及ぼす影響

　食事動作は通常，座位姿勢で行われることが多く，座位姿勢での上肢操作が必要である。麻痺側が非利き手である場合，利き手での食事動作に大きな影響はないように思われるが，臨床場面では意外にそうではない。

　座位姿勢に関わる体幹をコントロールしている内側制御系システムは，予期的な姿勢制御もコントロールしており，健側上肢の活動が誘因となり，座位姿勢が不良となることがある。食事中の利き手は空間保持，さまざまな方向へのリーチ動作，物品（食器や食具）の持ち替えなど複合的で個体性の高い能力が求められる。脳血管疾患により上肢機能そのものが阻害されなくても，体幹機能の低下により，効率的な上肢活動が制限される。

また座位バランスが不良である場合，患者は健側上肢で車椅子のアームレストやテーブル端を握ったり，支えたりすることで座位姿勢の安定化を図り，上肢がADLにおいて機能的に使用できないこともある。すなわち，健側上肢が自由に運動することを可能にするためには，体幹の安定性が必須である（図2）。

図2　食事動作に伴う座位姿勢の変化

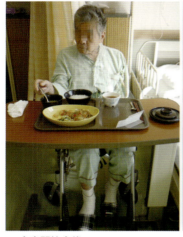 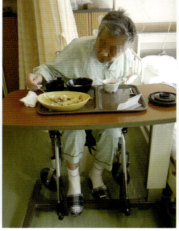 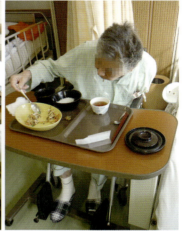

a. 食事開始直後　　　　　　　b. 食事開始10分後　　　　　　c. 食事終了直前

食事開始時は座位姿勢を保持できているが，右上肢は姿勢調節の作用が大きい。食事摂取のために右上肢活動が生じると，姿勢調節の作用が減少し，座位姿勢崩れが顕著となる

弛緩性麻痺が頭頸部機能に及ぼす影響

　嚥下に関する筋群は，下顎，甲状軟骨，舌骨，胸骨，鎖骨などに起始停止をもつものが多く，これらの骨の位置関係や同じ骨に付着する筋の状態が嚥下筋の作用に影響する。特に，喉頭挙上に関与する舌骨は，さまざまな方向から付着している筋のバランスによって，その位置が決められているため，頸部筋緊張や姿勢の影響を受けやすいとされる[5]（図3）。

　嚥下時の喉頭の前上方挙上運動は，喉頭蓋閉鎖による気道への食物誤飲を防ぎ，食道入口部開大に必要な運動であり，舌骨上筋群であるオトガイ舌骨筋，顎舌骨筋，顎二腹筋前腹などが舌骨挙上の，甲状舌骨筋が甲状軟骨挙上の主動作筋である。拮抗筋である舌骨下筋群および胸骨甲状筋は下方からこの運動の制御をしている。

　弛緩性麻痺患者の頭頸部のアライメントは，代償や運動連鎖によって，頭部の前方突出位もしくは，頭頸部屈曲位か頭頸部伸展位を呈することが多い。頭部の前方突出位の場合，舌骨上筋群かつ舌骨下筋群の起始停止は遠ざかるが，胸鎖乳突筋の過剰な筋収縮が生じる[6]ため，嚥下筋の収縮効率は低下し，筋力は低下する。頭部屈曲位は舌根が咽頭後壁に近づき，咽頭残留が減少するため，誤嚥予防に効果的であり，頸部屈曲位は前頸部筋の筋緊張が緩み，喉頭蓋谷を広げるため，誤嚥を防ぐ効果が高いといわれている。しかし，過度に複合的な頭頸部屈曲位は，舌骨の挙上運動を阻害するため，開口と嚥下を困難にさせる。頸部伸展位は，誤嚥してしまう可能性が一番高い姿勢であるといわれており，それは解剖学的に，咽頭と気管が一直線上となり，気道が広がるためである（図4）。さらに，頸部伸展位（特に

図3 頸部アライメントの変化に伴う，嚥下筋の変化

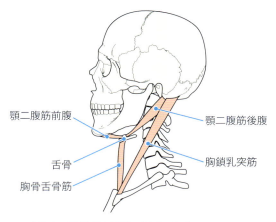
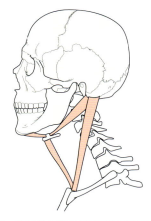

a. 舌骨上・下筋群の正常アライメント

b. 頸部前方突出位では胸鎖乳突筋が過剰収縮

顎二腹筋前腹／舌骨／胸骨舌骨筋／顎二腹筋後腹／胸鎖乳突筋

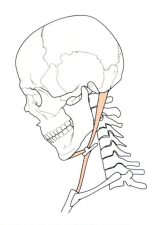
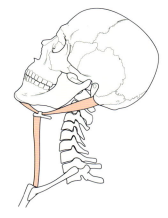

c. 頭頸部屈曲位では舌骨挙上困難

d. 頭頸部伸展位では喉頭の移動距離が延長

図4 頸部伸展位の危険性

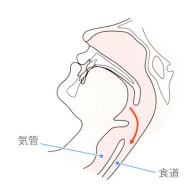
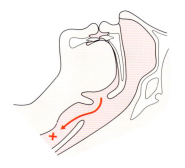

a. 頸部屈曲位

気管／食道

b. 頸部伸展位
咽頭と気管が一直線である

頸部伸展40°）では喉頭の移動距離が長くなるため，舌骨上筋群と舌骨下筋群の筋活動持続時間が長く，嚥下困難感が強い[7]とされている．

理学療法士が頭頸部のアライメントを評価し，修正することで，誤嚥を減少させ，安全な経口摂取を提供できる可能性が増加するはずである．

リハビリテーションの実際

発症後数日間，どんな練習をするか

脳血管疾患の急性期は疾患別リスク管理，特に血圧管理が重要であり[8, 9]，積極的なリハビリテーションや早期離床が困難であることが少なくない．だからといって，一般的で画一的なリハビリテーションのみを実施していてはいけない．患者のベッド上での姿勢や身体機能の評価結果から，患者の座位・立位姿勢，ADLを予測し，必要なプログラムを実施するべきである．

症例紹介

症例は右視床出血で入院中の70歳代の女性である．脳出血は9スライスに及び，脳室穿破を認める．発症当初はJCS Ⅱ桁，重度運動麻痺（左Brunnstrom Recovery stage：上肢Ⅰ-手指Ⅰ-下肢Ⅱ）と重度感覚障害を呈していた．左半側空間無視や注意障害もあり，ベッド上では終始，右側を向いており，頸部は伸展位で健側は過緊張状態であった．

患者本人はベッド上で多動的であり，不良姿勢で過ごす時間が長く，端座位姿勢は頸部伸展位で体幹が後方へ仰け反るような姿勢であった（図5）．この時点では姿勢調節のための平衡反応，立ち直り反応，前提迷路系の反応も消失していた．血圧高値の期間は，ベッド上練習として良肢位ポジショニング，麻痺側上下肢の関節可動域運動，健側の筋緊張のコントロール（図6）を実施した．

図5 発症直後の臥位・端座位姿勢

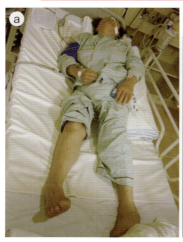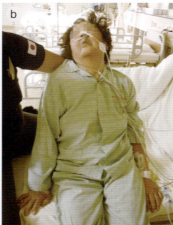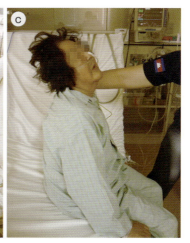

a：頸部と下肢の伸展パターンによる不良臥位姿勢
b：頭頸部が伸展し，体幹が後方へ仰け反っている離床初日の座位姿勢（前額面）
c：頭頸部が伸展し，体幹が後方へ仰け反っている離床初日の座位姿勢（矢状面）

図6　急性期のベッド上練習

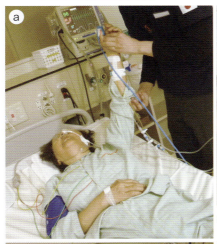
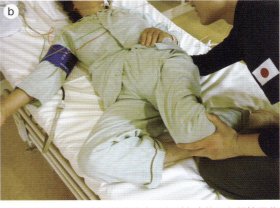
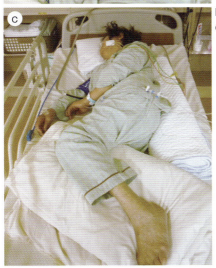

a：左側空間や麻痺側に注意を向けながら実施した関節可動域運動
b：伸展パターンを抑制する体幹回旋運動
c：健側の過剰な努力を抑制するポジショニング

食事場面の様子

　経口摂取は発症5日目から訓練を開始し，発症8日目から3食経口摂取と可能となり，リクライニング車椅子座位で介助下での食事動作であった．頸部は伸展位，体幹は容易に右側方へ崩れ，健側上肢活動時に顕著であった．

　食事動作を観察していると，
- 食事動作（机上の課題）に集中できれば頸部は伸展位を呈さないこと
- 肘関節が安定すれば，上肢活動が可能であること
- 机上を拭く習慣があること
- 肘関節が安定せず，身体への求心的な上肢活動によって，座位姿勢が崩れ，非対称姿勢となっていること

が特徴的であった（図7）．

　実際の食事場面では姿勢崩れによる食べこぼしが多かった．さらに，上肢の重みが嚥下筋の作用不全を招き，食物の口腔内での溜め込みが顕著であった．

図7　食事開始時の車椅子座位姿勢

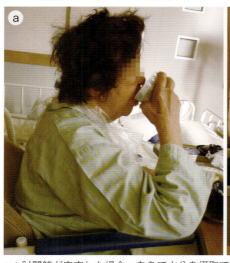
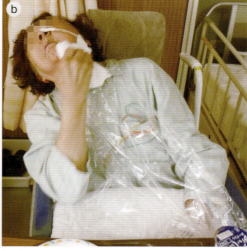

a：肘関節が安定した場合，自身で水分を摂取できる
b：求心的な上肢活動による頸部伸展と姿勢崩れ

　そこで，意識障害が改善し，効果的な練習が実施できるようになった発症11日目以降に，ベッド上での運動に加え（図8），頸部のコントロール促通，上肢のリーチとそれに伴う体幹伸展活動の賦活，左側方への注意促通を目的に，落書き消しや新聞を使用した机上課題（図9）などを実施し，端座位姿勢の改善が得られた（図10）。

図8　亜急性期のベッド上運動

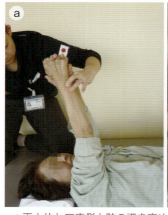
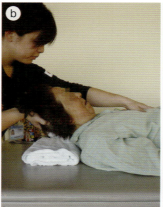
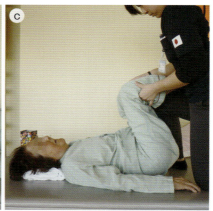

a：正中位と麻痺側上肢の識を高めるための自動介助運動
b：頭頸部の後面筋ストレッチと頭頸部屈曲の自動介助運動
c：腹圧を高め，骨盤後傾を促通させるための他動運動

図9　姿勢改善を目的とした机上課題

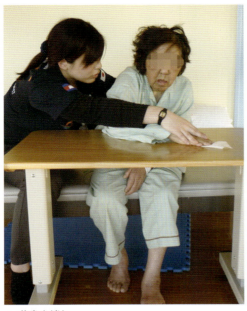
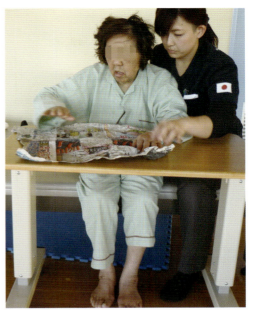

a. 落書き消し
　（今回は当患者のテーブルを拭く癖・習慣を利用）
①練習用のテーブルに水性ペンで全面的に落書きを実施
②患者にアルコール綿もしくは雑巾で，落書きをふき取るよう指示
③PTは骨盤帯の伸展や傾斜を徒手で誘導

b. 新聞紙のしわ伸ばし
①新聞紙1枚を握りこぶし大に丸める
②介助下で患者の左手掌に丸めた新聞紙を握らせ，右手でより小さく丸める
③介助下で左手で新聞紙の端を押さえ，右手で新聞紙のしわを伸ばしていく
④右手で新聞紙の端を押さえ，介助下で左手で新聞紙のしわを伸ばしていく

図10　発症12日目の座位姿勢

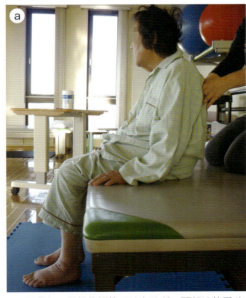
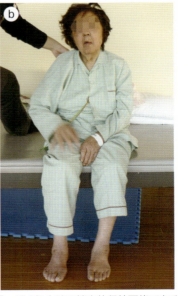

a：円背かつ骨盤後傾位ではあるが，頸部は伸展せず，ごく軽介助で端座位保持可能である
b：端座位姿勢で正面を向くことができる

リハビリテーションの工夫点と効果

姿勢制御が内側運動制御系でコントロールされている点を踏まえ，紹介した2つの机上課題を選択した理由と工夫点は，
- 頸部伸展を予防するために，前下方の卓上に集中させること
- 正中を意識し，徐々に左側へ注意を促すこと
- 手掌にさまざまな感覚刺激を入力すること
- 上肢活動による立ち直り反応を促通すること

である。

今回実施した課題で，新聞紙のしわやしわの伸び具合，落書きの位置などの視覚情報と，新聞紙のしわが伸びて広がる紙の触覚や，布でテーブルを拭くときに起こる摩擦力を手掌で知覚する表在感覚を入力することができた。さらに，上肢活動に追従する体幹伸展や骨盤の前傾や挙上と下制などの立ち直り反応を促通することができ，座位姿勢の改善に至った[10,11]。

実際の食事場面では，頸部と上肢の協調性が改善し，食べこぼしが減少した。また，注意障害に伴うペーシング障害はあるものの，食物の口腔内への溜め込みが減少し，嚥下が円滑に行えるようになった。

まとめ

弛緩性麻痺を呈する脳血管疾患の急性期には，仮性球麻痺による摂食嚥下障害が生じていると捉え，理学療法士も誤嚥予防に積極的に関わることが望ましい。弛緩性麻痺が身体各部位や姿勢制御に及ぼす影響を考え，食事動作を見据えた，臥位や座位姿勢の改善を目的にリハビリテーションプログラムを立案・実施するべきである。

● 文献

1) 医療情報科学研究所：病気がみえる vol.7 脳・神経，176-177，メディックメディア，2011．
2) 日本脳卒中学会脳卒中ガイドライン委員会：脳卒中治療ガイドライン2015，277-278，協和企画，2015．
3) 佐藤惇史ほか：重度脳卒中患者における入院一ヶ月時のMotor Assessment Scaleと退院時FIMとの関連．理学療法学 43(3)：236-240，2016．
4) 藤野雄次ほか：急性期脳血管疾患患者における摂食嚥下機能に関与する因子の検討．理学療法学 43(2)：P-NV-07-5，2016．
5) 吉田 剛：中枢神経障害における座位姿勢と嚥下障害．理学療法学 33(4)：226-230，2006．
6) 後藤 淳：頭頸部アライメントの解釈．関西理学 16：19-26，2016．
7) 乾 亮介ほか：頸部角度と舌骨上・下筋群の伸張性が嚥下筋の活動に与える影響について-表面筋電図を用いた検討-．理学療法学 39(Suppl 2)：Db1217，2012．
8) 横田千晶：脳循環と離床リスク．総合リハ 45(2)：109-114，2017．
9) 酒向正春：病態別リスク管理．総合リハ 45(2)：115-122，2017．
10) 内田智子ほか：脳梗塞維持期の片麻痺患者へ作業活動介入することでリーチ動作能力が改善した一症例-複数の感覚刺激入力を工夫した動作訓練-．神大院保健紀要 25：47-54，2009．
11) 江連亜弥ほか：脳卒中片麻痺患者の体幹昨日と日常生活活動（ADL）との関係について．理学療法科学 25(1)：147-150，2010．

9章 姿勢を意識した嚥下練習の実際
3. 痙性麻痺患者

水野智仁

頭頸部機能と嚥下障害の関連

　頭頸部には摂食嚥下に直接関与する筋が多く，それらの筋群は，摂食嚥下機能だけでなく姿勢保持筋や呼吸補助筋としても重要な筋群である．また，頭頸部をコントロールする機能は体幹，骨盤をコントロールする機能に影響を受ける．

　頭頸部の摂食嚥下に関与する筋群を協調的かつ効率的に活動させるためには，骨盤，体幹の安定性が大前提である．骨盤，体幹をコントロールする機能が不十分な場合，頭頸部の筋群は姿勢保持筋として過剰に作用するため筋緊張は亢進し，舌骨上下筋群の協調的な活動が困難となり，喉頭挙上運動が阻害されるため，嚥下運動のタイミングのずれが生じる可能性が高くなる．

　実際に，摂食嚥下能力が低下している場合，頸部筋群の柔軟性が低下し，頸部の屈曲，伸展だけでなく，回旋や側屈の関節可動域制限がみられると報告されている[1]．また，頸椎装具などで嚥下時に必要なわずかな運動を阻害すると何らかの嚥下への影響がみられることも報告されている[2]．

　頭頸部の姿勢が変化すると，嚥下動態に種々の影響が及ぼされることは，よく知られている．たとえば，頭部伸展位による嚥下は，体幹の角度にかかわらず，嚥下が主観的にしにくくなることや，喉頭挙上の遅延や食道入口部の開大不全をもたらし，誤嚥の確率が上昇することなどが報告されている[3,4]．

　また，頭頸部中間位と頭部最大伸展位（頭部伸展10°）の姿勢で超音波診断装置を使用し甲状軟骨の運動を解析した筆者の研究[5]では，頭部伸展位の場合，甲状軟骨の下降時間と全運動時間が延長する結果となった．これらの報告から，頭部および頸部が伸展位の場合，舌骨や喉頭挙上が阻害されやすく，嚥下運動が困難となり，誤嚥を引き起こす可能性が高くなる．

　頭頸部の姿勢は，骨盤の動きに大きく左右されるため，骨盤の位置の評価は重要である．その骨盤の位置は下肢の影響を受けている．特に，ハムストリングスの短縮がある場合や体幹の支持性が低下している場合は骨盤が後傾する．骨盤の後傾に伴い，脊柱は後彎し，頸部は屈曲する．この姿勢のまま，食事介助場面などで前方注視すると頭部は伸展し頭頸部が前方突出するという姿勢となる．頭部前方変位という姿勢は，頭頸部後面の筋が短縮し，頸部前面にある舌骨下筋群が伸長されることにより，舌骨上筋群が過剰に収縮しなければならない状況となり，喉頭挙上が起こりにくくなる．

　頭頸部の支持性の低下や頭頸部の関節可動域制限の影響により，頭頸部の筋緊張が亢進し，嚥下関連筋の作用効率が低下する．これらを引き起こす原因が，体幹の支持性の低下やハムストリングスの短縮による骨盤への影響である（図1）．

　これらのことから，頭頸部の過緊張による関節可動域制限に対するアプローチや，頭頸

図 1 嚥下関連筋の作用低下を引き起こすメカニズム

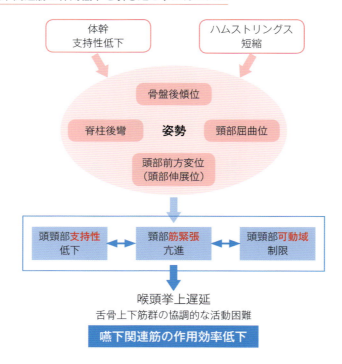

部の姿勢保持するための筋力および，喉頭挙上するための筋力へアプローチする必要がある。これらに対しアプローチするうえで，頭頸部機能の評価だけでなく，全身の姿勢を評価し，どこに問題点があるか評価する必要がある。

病期別で姿勢を意識した嚥下練習

急性期

　急性期では，運動麻痺および感覚障害が生じることで，健側を過剰に活動させることにより非対称な姿勢となることがある。背臥位であっても不安定な姿勢を安定させるため，健側の過活動と頭頸部を従重力方向へ押し付け固定的に使用する。固定的に使用される頭頸部は筋緊張が亢進し，さらには可動域制限へと変容する。

　筋緊張が亢進した状態が持続すると，嚥下関連筋の短縮を生み，喉頭挙上運動を阻害するため，急性期より間接的な嚥下訓練を考慮しアプローチを進める必要がある。

回復期，長期療養期

　回復期リハビリテーションや長期療養期において，急性期から引き続き頭頸部の筋緊張が高く，また，可動域制限がみられる場合は，リラクセーションやストレッチなどのアプローチが必要であるが，それと同時に，骨盤から体幹の運動性に伴う頭頸部の立ち直りの運動を促し，より頭頸部のコントロール向上をめざしていく。また，喉頭挙上の運動性が不十分な場合，嚥下関連筋へのトレーニングも併せて行っていくことが理想である。

頭頸部機能の改善を目的とした運動療法

頭頸部の過緊張による関節可動域制限に対するアプローチ

　頭頸部の過緊張は，体幹や頭頸部の不安定性が頭頸部を従重力方向へ押し付け，固定的に使用することにより生じやすい．頭部は丸く，支持面の知覚が得られにくく，また，頸椎は前彎しているためより不安定であり，頭部を安定させようと頭頸部は過緊張となる．

　頭頸部の知覚入力をしやすくするため，頭部を左右から支持するような枕や頸部の安定性を図るためのポジショニングを行う（図2）．頭頸部は軽度屈曲位が望ましく，上部体幹をウェッジなど，頭部の高さをタオルなどで調節する（図3）．頭頸部に合う枕がない場合は，タオルやクッションなどもよく用いられる（図4）．これらを行うことで頭頸部の過緊張を軽減し，嚥下関連筋群の作用効率を高めることが可能となる．

図2　頭部を上から見た図

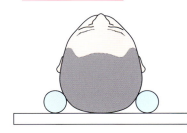
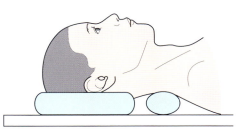

図3　上部体幹部にウェッジを入れた頭頸部姿勢

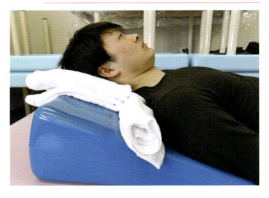

図4　タオルを使用した枕

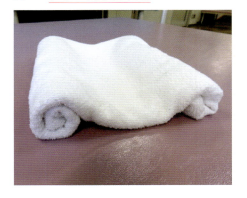

　筋緊張の緩和を目的として愛護的なストレッチを行い，痙縮などに伴う頭頸部の筋緊張に対しては，正中位保持できるように筋緊張を調整する（図5）．また，頸部筋の過緊張や咀嚼筋や嚥下関連筋の軟部組織の伸長性の低下に対し，愛護的なストレッチやリラクセーション，筋・筋膜リリースを用いてアプローチした結果，摂食嚥下障害が改善したとの症例報告が散見される[6, 7]．

　頭頸部の筋緊張を調整する方法はさまざまであり，対象者の頭頸部の姿勢や被動性，可動域および舌骨や喉頭の位置や運動性を確認し，より適した方法を選びアプローチすることが重要である．

図5 頸部筋群のストレッチ

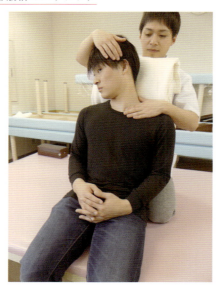

頭頸部の姿勢保持に対するアプローチ

　座位姿勢において頭頸部を保持することが困難な場合は，頭頸部の後方に枕などを置き，座位で頭頸部を保持する練習を行う（図6a）。また，頭頸部のコントロールを促す際は，追視などを伴いながら頭頸部を回旋させる運動を進める。頭頸部の回旋を促し，抗重力の伸展だけでなく，胸鎖乳突筋の活動を高め，頭頸部の支持性を向上させる。

　自立して頭頸部を支持できる場合，骨盤や体幹の運動性に連動した頭頸部のコントロールを学習させる（図6b）。

図6　座位場面での姿勢保持に対するアプローチ

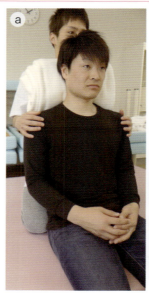

a. 頭頸部の姿勢保持練習　　b. 頭頸部の立ち直り反応を促す

嚥下関連筋の筋力強化に対するアプローチ

　嚥下関連筋の一つである舌骨上筋群は，喉頭を前上方へ挙上する運動の主動作筋である。特に，喉頭の前上方挙上運動の低下や舌骨や喉頭位置が低くなっている症例に対し，舌骨上筋群を強化することで，食道入口部の開大する効果を得られやすい。

　舌骨上筋群を強化するトレーニング方法はさまざま提唱されている[8]。そのなかでも，頭部挙上練習[9]（shaker exercise, head raising exercise）は脳卒中ガイドラインにおいて推奨されている練習方法である。ただし，頭部挙上練習の原法（図7）は高負荷であるため，血圧上昇のリスクを念頭に置き，その症例に合わせて強度を調節することが望ましい。

図7　頭部挙上練習（shaker exercise, head raising exercise）

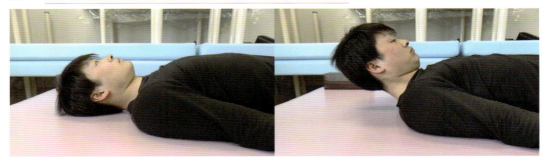

【原法】頭部挙上練習
①頭部挙上：仰臥位で両肩を床につけた状態で，つま先を見るように頭部のみ挙上させる。
②頭部挙上位の保持：頭部挙上位を1分間保持し，その後1分間休憩する（3回繰り返す）。
③反復頭部挙上：頭部の上げ下げを30回連続して繰り返す。
上記の運動を1日3回，6週間継続する

　頭部挙上が困難な症例の場合，自動介助での頭部挙上運動を行う（図8）。頭頸部の支持性が低下した状態で頭部を挙上すると胸郭が上方へと変位し，胸骨に付着する舌骨下筋群が短縮位となり，舌骨を固定できず，舌骨上筋群の収縮が得られにくい。この際，胸郭を下方へ下げることを助けることで，頭部を挙上しやすくなる。

図8　自動介助での頭部挙上練習

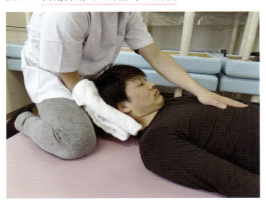

頭部を挙上する場合，頭部だけでなく頸部の屈曲筋が作用することから，舌骨上筋群を効率よく強化するために，頭部挙上位で頭部の重さを介助し顎を引く（頭部屈曲）運動を行う[10]（図9）。対象者の能力に合わせて顎を引く運動に対し，徒手的に抵抗を加える。

図9 頭部挙上位での頭部屈曲運動

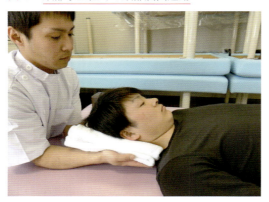

　座位姿勢や頭頸部姿勢を保持することが可能な場合，座位で頭頸部の屈曲運動に対し，徒手的に抵抗負荷を加える方法（図10）も報告されている[11]。
　対象者の額から後方へ引く力に拮抗しながら頭頸部の屈曲，もしくは顎を引く運動を行う。抵抗運動は等張性および等尺性のパターンがあり，等尺性運動では頭頸部屈曲，または顎を引く姿勢を5〜10秒保持させる。

図10 座位姿勢での徒手的頸部筋力増強練習

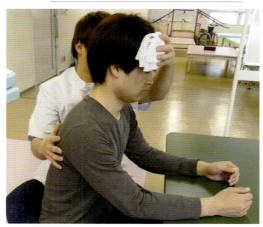

おわりに

　頭頸部周囲には摂食嚥下の運動に必要な筋が多く，その筋の作用効率は体幹や下肢の機能や姿勢により大きく影響を受ける．嚥下関与筋群が姿勢保持筋として過活動を生じさせないためにも，対称的な抗重力姿勢保持が必要となる．静的な抗重力姿勢だけでなく，動的に姿勢制御する能力が重要である．そのため，局所の筋力や関節可動域に注目せず，全身の機能や姿勢を評価し，嚥下機能に影響を及ぼしている原因を総合的に考えなければならない．

● 文献

1) 長谷川敦志ほか：摂食嚥下障害と頸部の関節可動域の関係について．日摂食嚥下リハ会誌 14 (3)：238-243, 2010.
2) Stambolis V, et al.：The effect of cervical bracing upon swallowing in young, normal, healthy volunteers, Dysphagia 18：39-45, 2003.
3) 大前由紀雄：高齢患者の有する摂食上の問題点と対応(3)嚥下障害とその対応．栄養評価と治療 21 (5)：457-460, 2004.
4) 西川正一郎ほか：重度嚥下障害患者のギャッジアップ角度と頭部・頸部角度に対する評価指標．日摂食嚥下リハ会誌 14 (3)：331, 2010.
5) 水野智仁ほか：健常者における頭部の姿勢変化が嚥下時の甲状軟骨運動へ与える影響．日摂食嚥下リハ会誌 16 (3)：276-282, 2012.
6) 佐藤文寛ほか：頸部過緊張の緩和が喉頭挙上の左右差を軽減させ嚥下障害の改善に寄与した脳幹梗塞の2症例．理学療法学 38 (3)：194-200, 2011.
7) 浅田啓嗣ほか：口腔癌手術後の開口・摂食嚥下障害に対する筋膜リリースの経験．徒手的理学療法 2 (1)：21-24, 2002.
8) 藤島一郎：知っておきたい嚥下訓練-頭部挙上訓練．嚥下医学 1：322-324, 2012.
9) Shaker R, et al.：Augmentation of deglutitive upper esophageal sphincter opening in the elderly by exercise, Am J physiol 272：G1518-1522, 1997.
10) 吉田　剛：中枢神経障害における座位姿勢と嚥下障害．理学療法学 33 (4)：226-230, 2006.
11) 杉浦淳子ほか：頭頸部腫瘍術後の喉頭挙上不良を伴う嚥下障害例に対する徒手的頸部筋力増強訓練の効果．日摂食嚥下リハ会誌 12 (1)：69-74, 2008.

10章 脳卒中患者に対するシーティング

最上谷拓磨

シーティングの目的

　脳卒中患者は意識障害，注意障害，運動麻痺，筋緊張異常，感覚障害，姿勢調節障害等の神経症状によって座位姿勢の保持が困難となる。また二次的合併症として体幹，股・膝・足関節の関節可動域制限が生じた場合，床面に対する身体の接地面積が狭小化することや重心位置の偏位によって座位姿勢は不安定となる。さらに褥瘡等によって疼痛が生じると，疼痛を回避しようとすることによって体動は多くなり，同一の姿勢保持は困難となる。

　このように脳卒中患者では神経症状および二次的合併症によって座位姿勢が不良となりやすい。不良姿勢は不快感を伴うため，座位保持に対する動機を低下させ「座位を保持する」行動が生じなくなることも懸念される。

　座位保持の効果は姿勢の改善，筋緊張のコントロール，変形の予防・矯正，上肢機能の向上，摂食嚥下機能の改善，呼吸機能の改善，発声機能の改善，認知機能の改善，局所圧迫の軽減，介護負担の軽減等が期待できる[1]。そのため臨床上，早期離床および離床時間の延長が図られる。その際に必要なことは，単に座位時間を確保するだけではなく座位を保持するための「動機付け」や，座位を保持した後に「前向きな感情」が生じるように環境を設定し，座位を保持する行動が定着することである。

　摂食嚥下の可否には姿勢が大きく関与しているが，この姿勢調節に異常をきたすのが脳卒中患者の特性である。内因性の機能として姿勢の改善が困難な場合は，シーティングにより外発的に姿勢を修正することが大切である。本稿では，脳卒中患者の摂食嚥下を改善するためのシーティングを示す。

脳卒中患者の摂食嚥下障害に寄与する姿勢，環境

　脳卒中患者の座位姿勢は，頸部伸展，脊柱後彎，骨盤後傾，健側凸の体幹側屈により不安定な姿勢をとりやすい。不安定な姿勢では姿勢保持に舌骨下筋群が動員され，舌や喉頭の運動を阻害し[2]，嚥下は不利となる。

　脳卒中患者の嚥下に不利な姿勢や環境として，以下の例についてそれぞれ解説する。

頸部筋緊張の左右差，頸部の健側への回旋

　球麻痺，輪状咽頭嚥下障害，一側性の咽頭麻痺患者では，咽頭収縮や食道入口部の開大に左右差が生じることがある。またワレンベルグ症候群においては，食塊が患側優位に下咽頭へ送り込まれることが報告されている[3]。

　頸部の健側への回旋は半側空間無視や麻痺側胸鎖乳突筋の筋緊張亢進によって生じる（図1）が，これによっても嚥下時に食塊は麻痺側の咽頭を通過する[4]こととなり，摂食嚥下障害を呈する。

図1 頸部筋緊張の左右差，頸部の健側への回旋

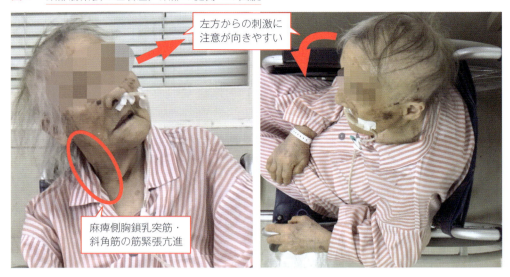

左方からの刺激に注意が向きやすい

麻痺側胸鎖乳突筋・斜角筋の筋緊張亢進

頸部過伸展

　頸部が伸展すると，嚥下時に喉頭の移動距離が延長されるため不利となる。また喉頭挙上筋が伸張されることも喉頭挙上を阻害し不利に働く（図2）。さらに喉頭蓋の下垂が不十分になることや，咽頭と気管の位置関係が直線になることで気道が開いて誤嚥しやすくなる。頸椎が食道上部を圧排し食塊が通過しにくくなることも，誤嚥の原因となる（図3）。

図2 頸部過伸展

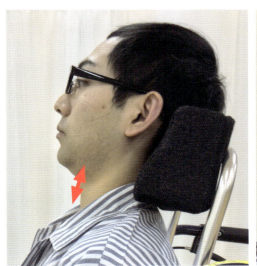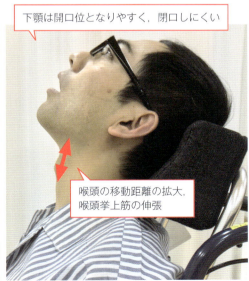

下顎は開口位となりやすく，閉口しにくい

喉頭の移動距離の拡大，喉頭挙上筋の伸張

図3　頸部の角度と咽頭・気道・食道の関係

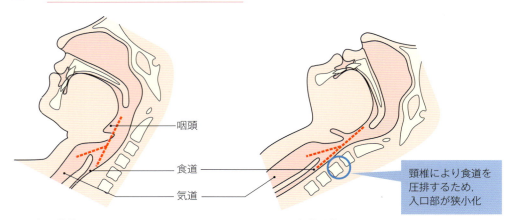

a. 頸部屈曲位
咽頭と食道を結ぶ線に対し，
気道への侵入には角度が大きい
→ 誤嚥しにくい

b. 頸部伸展位
咽頭と食道を結ぶ線に対し，
気道への侵入は角度が小さい
→ 誤嚥しやすい

文献5）より引用改変

低緊張，体幹の傾き，骨盤後傾と脊柱後彎

　脳卒中患者では麻痺側の重量によって麻痺側に傾きやすく，健側凸の体幹側屈の姿勢を取りやすい（図4）。この姿勢で健側上肢を用いて摂食動作を行うと，上肢の挙上により重心はさらに麻痺側へ偏倚し座位は不安定となり，摂食動作を阻害する。また麻痺側が下方に位置し，重力によって食塊は麻痺側の咽頭を通過し誤嚥しやすくなる。

図4　脳卒中患者に生じやすい姿勢

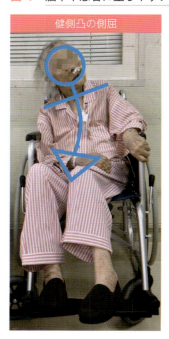
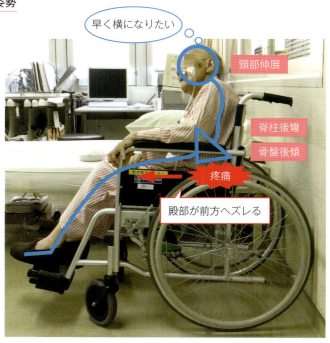

姿勢が不安定になると，立ち直り反射によって代償的に頸部筋の筋活動の亢進が生じ，姿勢保持活動に寄与する。頸部筋には嚥下に関連する筋群が含まれており，嚥下に必要な筋活動が得られず，摂食嚥下障害を助長する。

骨盤の後傾と脊柱後彎は殿部の前方への滑りを助長し，姿勢の崩れは進みやすい。頸部筋力が弱い者では頸部は伸展しやすく，頸部筋力が保たれている者では頸部の過屈曲により顎や喉頭の運動を阻害する。また，消化器の圧迫により消化や排便を阻害する。さらに仙骨や脊柱の突出部へ圧が集中することにより褥瘡や殿部および腰部の疼痛をきたしやすく，座位の継続を困難にする。

テーブルが高い（図5）

テーブルが高い場合，食物の操作や口へ運ぶ際に肘がテーブルに当たったり，肩甲帯の挙上や肩関節の屈曲，外転動作を多く必要とする。摂食動作にさらなる努力を必要とするため，筋緊張亢進や姿勢調節障害を強め，座位姿勢はより不良となる。また頸部筋が姿勢保持に動員されるため筋緊張が亢進し，頸部に存在する嚥下筋は嚥下運動に参加しにくくなる。

図5 テーブルの位置と摂食動作時の姿勢

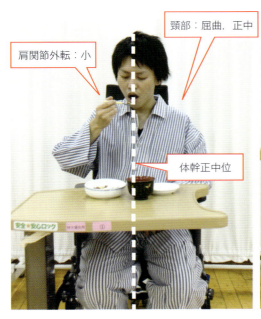
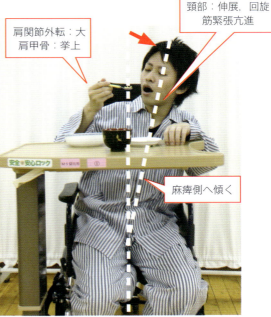

介助者の位置（図6）

　介助者や食物が視野の上方に位置すると，患者は頸部を伸展し，見上げるように食物を視野内に入れるため，頸部は伸展位となり，姿勢を崩す原因にもなりやすく嚥下に不利な姿勢となる．

図6　介助者の位置の違いに伴う頸部位置の変化

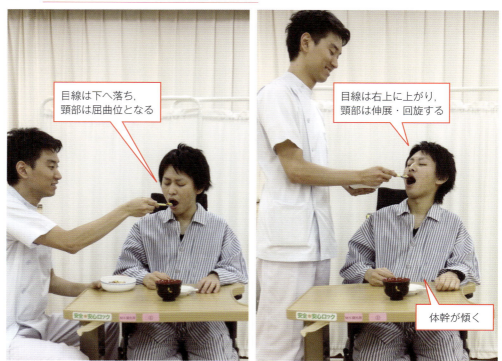

車椅子の不適合（図7）

　入院患者では座位保持に標準型車椅子が用いられることが多い．しかし，車椅子は移動の補助具であるため摂食嚥下時の座位保持に用いるには問題点がある．
　標準型車椅子では，
- 座面の幅が広すぎるために側方安定性に欠ける
- 座面の奥行きが長過ぎるために背面を接触させようとすると体幹が後傾する
- 座面が高すぎるために足底が接地しない
- 座面が低すぎるために股関節屈曲位，骨盤後傾位となり大腿後面が座面に接触しない

等の問題点が挙げられる．
　車椅子の座面は折りたたみ用にスリングシートとなっている．このスリングシートにも問題点が存在する[5]．スリングシートは左右方向の中心が凹み両端が高くなる．そのため殿部が左右のどちらかに偏ると座面は傾斜し，骨盤の傾斜と体幹の傾斜を生じる．また前後方向では後方が高くなるため，骨盤の後傾や殿部の前方へのズレを生じやすい．背面にもたわみがあるため，骨盤の回旋を抑制できず，体幹の回旋を生じる．

図7 車椅子座位の問題点

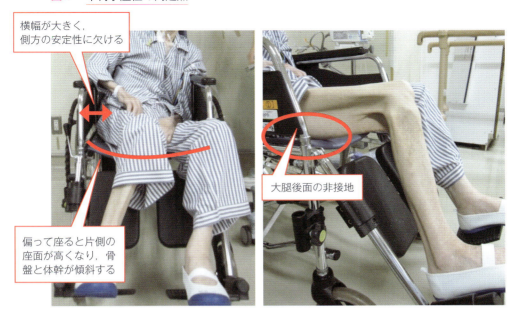

シーティングの方法

摂食嚥下に有利な基本姿勢（図8）

　摂食嚥下時の座位姿勢は左右対称で頸部は軽度屈曲位，胸腰椎が直立位，股・膝・足関節が90°屈曲位で足底が接地していることが望ましい。またテーブルの高さは臍部にあることが望ましい[6]。しかし，頸部や体幹が安定しない者や摂食嚥下障害が重度な者では，代償方法としてリクライニング位や臥位で重力を利用する必要が生じる。リクライニング位や臥位は本来の摂食嚥下姿勢とは異なるため，第一選択は座位である。そのうえで座位での摂食嚥下が困難であればリクライニングや臥位の導入を検討する。

図8 摂食嚥下に有利な基本姿勢

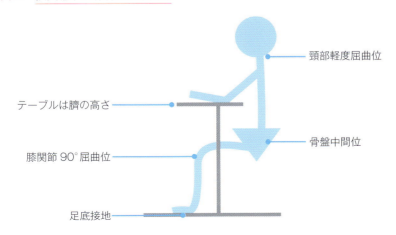

■ シーティングを必要とする原因と対応(表1)
頸部筋緊張の左右差，頸部の健側への回旋

　頸部筋緊張の左右差や健側への回旋の原因には頸部・体幹筋の麻痺，姿勢調節障害，方向性注意障害，不良な座位姿勢によるもの等が挙げられる。不良な座位姿勢に対しては後述するシーティングが適応となる。

　頸部，体幹の麻痺や姿勢調節障害が原因であればリクライニング位とヘッドレストの使用が適応となる。リクライニング位で体幹がバックレスト，頭部がヘッドレストで保持されると，接触面積の増加，自重と重力によって姿勢保持が確保される。これにより姿勢保持筋群の活動は抑えられ，異常筋緊張も抑制できる。

　方向性注意障害が原因であれば，刺激の調整が必要となる。方向性注意障害では特定の方向への注意が得られにくく，反対側への注意は刺激に対して過剰になりやすく，頸部の回旋が生じる。この場合は注意が過剰となりやすい側を壁にする，カーテンを閉める，静かな場所とする，光を調節する等で刺激を減らす。一方で注意が得られにくい側からは，声をかけることや食物を視野に入れることで刺激を増やす。しかし方向性注意障害が重度であると，注意が得られず食物や声かけを認識できないため，配慮が必要である。対象者の手に食事道具を持たせ，手を添えて介助することも食物への注意を向ける手段となる(図9)。

表1　シーティングを必要とする現象と対応

問題となる現象	介入の例
頸部過緊張	リクライニング位，ヘッドレストの使用
頸部回旋位	リクライニング位，ヘッドレストの使用，周囲の刺激量の調整（麻痺側↑健側↓）
頸部伸展位	リクライニング位，ヘッドレストの使用
球麻痺，輪状咽頭麻痺，一側性の咽頭麻痺	頸部回旋，リクライニング位，ヘッドレストの使用，一側嚥下
低緊張，健側凸の体幹側屈位	車椅子の麻痺側寄りに座る，麻痺側上肢をテーブル上に出す，体幹支持パッドの使用
骨盤後傾，脊柱後彎	深く座る，クッションの使用，上肢をテーブル上に出す
殿部のずれ，疼痛	クッションの使用，深く座る，上肢をテーブル上に出す
テーブル位置の不適合	テーブル高さの調整，座面高の調整
食事介助の位置が高い	介助者も座位で介助する
車椅子の不適合	クッションの使用，フットレスト等の調整

図9 左方への方向性注意障害を呈した際の環境調整

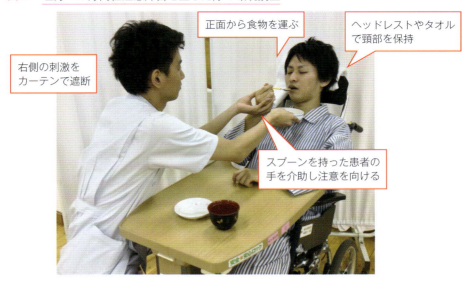

- 右側の刺激をカーテンで遮断
- 正面から食物を運ぶ
- ヘッドレストやタオルで頸部を保持
- スプーンを持った患者の手を介助し注意を向ける

球麻痺，輪状咽頭筋麻痺，一側性の咽頭麻痺患者

　球麻痺，輪状咽頭筋麻痺，一側性の咽頭麻痺患者に対しては，嚥下機能の低下や左右差への代償的な方法として，座位では頸部回旋，臥位では一側嚥下が用いられる。

　頸部回旋は座位で頭頸部を麻痺側に向けて食物を摂取する方法である。頸部を回旋させることは麻痺側の梨状陥凹を狭くし，咽頭期に食塊は麻痺側の健側の梨状陥凹を通るため移送が簡便になる[7, 8]（図10）。

　一側嚥下は健側を下にした半側臥位をとり，頭頸部を麻痺側に回旋させる方法である[9]。頸部回旋による効果に加え，健側の食道入口部圧の低下[10]や食塊の重力を利用した移送によって，食塊の通過を促す。一側嚥下の姿勢を調整する際は，リクライニング位で股関節，膝関節を屈曲位として健側に体幹を回旋させる。その姿勢を安定させるために，背部から骨盤後面や大腿の間にクッション等を用いる。食事介助の際には頸部が正中位となるように食物を口へ運ぶ（図11）。

図10 頸部回旋による効果

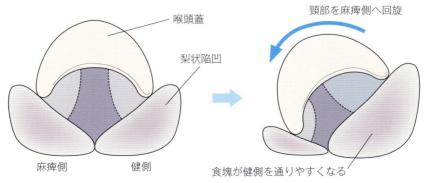

- 喉頭蓋
- 梨状陥凹
- 麻痺側
- 健側
- 頸部を麻痺側へ回旋
- 食塊が健側を通りやすくなる

文献7）より許可を得て転載

図11　一側嚥下を用いる際のシーティング

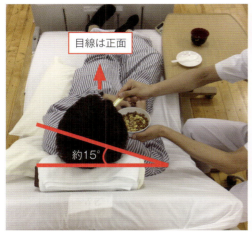
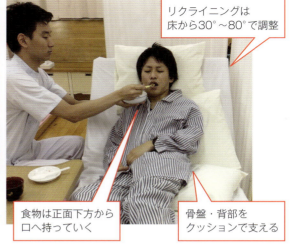

頸部過伸展

　頭部屈曲位（図12a）は舌根が咽頭後壁に近づき，咽頭腔を狭めるため咽頭残留を減じ，嚥下後誤嚥を防止する効果がある[9]。

　頸部屈曲位（図12b）は前頸部の緊張を減じ，喉頭蓋谷を広げ，嚥下前誤嚥を防ぐ効果がある[9]。

　頭部屈曲と頸部屈曲を強くしすぎると咀嚼や喉頭挙上が阻害され，嚥下しにくくなる。これに対し，頸部を屈曲させたまま頭部を軽く突出させる頸部前屈突出位（図12c）が推奨されている[11]。また顎と胸骨の間隔の目安は，少なくとも3横指としている[10]。

　舌根後退と咽頭収縮が不十分で喉頭蓋谷に食物が残留し，嚥下後誤嚥が生じる場合は頭部屈曲位，頸部の過緊張や嚥下前誤嚥が生じる場合は頸部屈曲位，リクライニング姿勢で摂食する場合には頸部前屈突出位を用いる。

図12　頭頸部の肢位

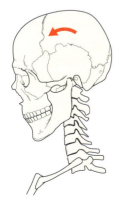
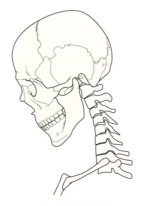
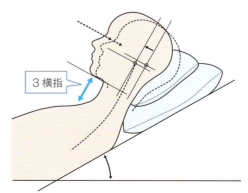

a. 頭部屈曲位　　　b. 頸部屈曲位　　　c. 頸部前屈突出位

文献9）より引用

頭部屈曲位は頭部を後ろに引くように上部頸椎を中心に屈曲させること，頸部屈曲位はお辞儀をするように下部頸椎を屈曲させること，頸部前屈突出位は頸部を屈曲させて軽く顎を突出させることとされている[9]。頸部前屈突出位は実際にはリクライニング位でヘッドレストなどを用いて頸部を前屈させた姿勢である。

食事動作に用いる上肢と反対側の上肢で前腕支持できるようアームサポートを用いることで，頭頸部は正中位保持が容易になり，食事動作に用いる上肢操作が改善したことも報告されている[13]。

食事介助の際は視野の下方から口腔内に運ぶことで，先行期から口腔期に頸部伸展が生じないように配慮する（図6）。

体幹の傾き，骨盤後傾と脊柱後彎

まずは仙骨や腸骨が背もたれに接するよう深く座る。このとき坐骨支持機能のついた（クッション前方が高くなっているもの）クッションを用いることで骨盤後傾を防止できることがある。さらに上肢をテーブル上に出すことで身体重心が前方へ移動し，骨盤から脊柱が起きやすい。

麻痺側に傾き，健側凸の体幹側屈に対しては，座面の麻痺側よりに座り，車椅子であればスリングシートの両端が高くなっていることやサイドガードの支持を利用する。また麻痺側上肢をテーブル上に出すことも，支持基底面を広げ，姿勢保持に有効となる。さらに，体幹を支えるパッドを使うことも有効となる[14]（図13）。

円背が強い場合，骨盤後傾を是正すると，頸部伸展によって頭部の水平位を保持することとなる。また体幹麻痺や姿勢調節障害，片側の筋緊張亢進が強い場合には体幹が前後左右に崩れやすい。その際にはリクライニング位でヘッドレストを用いることで，前述した

図13　体幹の傾き，骨盤後傾と脊柱後彎に対するシーティング

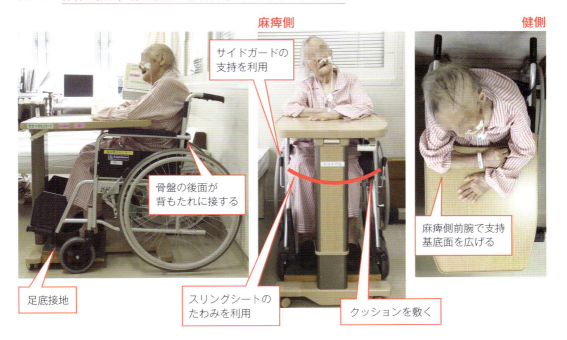

ように体幹保持と頸部伸展の予防が必要となる。リクライニング位では咽頭部で気道は上方，食道が下方となり，食塊は口腔から咽頭へ送り込まれると重力によって後壁をつたいながら食道入口部へ移送されるため誤嚥しにくくなる[15]。

口腔期から咽頭期で食物の取り込みや送り込みの障害を呈した場合には，リクライニング位によって重力を利用することが食物の移送に有利に働く。しかし，口腔期の障害を呈し，食物の口腔内保持が困難な者や，液体やゼリー等の滑りの良い食物は，早期咽頭流入を生じ誤嚥や窒息の危険性を高めるため留意する必要がある。そのためリクライニング位で摂食嚥下を進める際には，食物と水分の性状を調整し，少量ずつ摂取することが必要である。

リクライニングの角度は床から30°～80°で調整する。リクライニングを寝かせるほど，重力を利用した嚥下には有利になる[16]が，頸部伸展，舌根沈下も生じやすいため，枕やヘッドレストで調整する必要がある。

殿部のずれ，殿部の疼痛

殿部が前方へずれる主な原因としては，骨盤後傾位の円背姿勢，いわゆる仙骨座りや，殿部や腰部の疼痛から逃避するための体動が挙げられる。仙骨座りは大腿後面や腰部の接触面積を狭めることや荷重が後方へ偏倚することで，仙骨部への圧の集中と腰椎の過剰な後彎を引き起こし，疼痛が生じる。

姿勢に問題があれば前述した姿勢へのアプローチが適応となる。殿部の疼痛が問題であればクッションによるシーティングを行い，体圧分散を図る。クッションを用いる際には，

- 骨盤の位置が正中位にあり安定していること
- 背面から座面また足部の接触面積が増えること
- 使用者の安心感が得られること
- 随意的に体幹の前傾位が取りやすくなること

等を考慮して選択する。これらによって腰部から殿部の圧は特に大腿後面へと分散し，仙骨や腰椎の骨突出部への圧集中を改善する。大腿後面や足部への圧分散を促す方法としてはテーブルに前腕をつくことも有効である（図13）。

クッションの使用においては，厚さ，材質，機能などを考慮する必要がある。クッションの厚さは5cm以上のものが目安とされている[17]。クッション内の材質にはプラスチックフォーム（スポンジ），ゲル，空気などが用いられている。プラスチックフォームは安価で軽いなど使用しやすい一方，使用頻度が高いとへたりやすく長期間の使用には向いていない。ゲルを用いたものは快適性や圧分散機能，耐久性などが高い高機能なものが多い。エアーを用いたものは圧分散機能が良い一方で，そのやわらかさや厚さから姿勢が崩れやすい等の特徴がある。

その他の機能については，座面の形状から殿部の前方へのズレを防止する機能等がある。対象者の身体機能や動作能力だけでなく，クッションを用いるスタッフが正しく使用できるかなども考慮して選択する必要がある。

●文献

1) 里宇明元：座位保持の効果．J Clin Rehabil 12 (8)：1135-1145, 1992.
2) 吉田　剛ほか：脳血管障害による摂食・嚥下障害の評価と理学療法．PTジャーナル 38 (4)：259-268, 2004.
3) 谷口　洋ほか：ワレンベルグ症候群における食塊の下咽頭への送り込み側と食道入口部の通過側の検討．日摂食嚥下リハ会誌 10 (3)：249-256, 2006.
4) 佐藤文寛ほか：頸部過緊張の緩和が，咽頭挙上の左右差を減少させ，嚥下障害の改善に寄与した脳幹梗塞の2症例．理学療法学 38 (3)：194-200, 2001.
5) 押川武志ほか：急性期・回復期におけるポジショニングとシーティング．OTジャーナル 48 (7)：607-612, 2014.
6) 高田靖子：摂食嚥下とシーティング．総合ケア 16 (12)：39-41, 2006.
7) 内田　学：嚥下障害．脳卒中理学療法の理論と技術（原　寛美ほか編），改訂第2版，471-483，メジカルビュー社，2016.
8) Logemann J, et al.：The benefit of head rotaion on pharyngoesophageal dysphagia. Arch Phys Med Rehabil 70：767-771, 1989.
9) 日本摂食・嚥下リハビリテーション学会医療検討委員会：訓練法のまとめ．日摂食嚥下リハ会報 14 (3)：645-663, 2010.
10) 柴本　勇ほか：頸部回旋による食道入口部性指圧の変化．総合リハ 29 (1)：61-64, 2001.
11) 藤島一郎：脳卒中の摂食・嚥下障害，第2版，医歯薬出版，1998.
12) 聖隷三方原病院嚥下チーム：嚥下障害ポケットマニュアル，第2版，医歯薬出版，2001.
13) 山中沙季恵ほか：高齢障害者一症例に対するシーティングが食事動作に与える影響．高知リハビリテーション学院紀要 15：23-27, 2012.
14) 馬場孝浩：脳卒中片麻痺患者のシーティング．リハビリナース 7 (6)：68-70, 2014.
15) 日本神経治療学会治療指針作成委員会：標準的神経治療：神経疾患に伴う嚥下障害．神経治療 31 (4)：441-442, 2014.
16) 才藤栄一ほか：嚥下障害のリハビリテーションにおけるvideofluorographyの応用．リハビリテーション医学 23 (3)：121-124, 1986.
17) 廣瀬秀行：リハビリテーションとシーティング．臨床栄養 124 (6)：731-736, 2014.

11章 食事環境が引き起こす嚥下の問題点

菊池昌代, 香川健太郎

脳卒中患者の食事環境

　回復期以降の脳卒中患者の食事環境を身体的側面から捉えると, 中枢神経障害による重度な運動麻痺で出現する頸部前屈位, 円背, 骨盤後傾位となる仙骨座りと半側空間無視や体軸傾斜症候群（pushing）, 感覚障害で出現する傾斜した座位姿勢を呈していることが多くみられる。この状態では, 適切な座位姿勢での食事摂取が行うことができない。

　内田らは, 前述の姿勢では嚥下筋が姿勢制御に駆動されるために嚥下の作用効率が減弱すると報告[1]しており, 回復期以降に残存する誤嚥リスクの一つとして考えられる。さらに, 上肢の巧緻性の低下にも影響を及ぼし, 食物の食べこぼしや食思の低下にも繋がり, 活動性を引き出すための栄養摂取量も不足してくる可能性がある。これら双方が影響して日常生活範囲の拡大に難渋することを経験する。

　姿勢に対するアプローチとして, 体幹筋の安定化やそれを保証するポジショニングはきわめて重要である。しかし, 環境的側面から捉えた場合, 前述のアプローチを行っていたとしても, テーブルの高さや食器の位置, 操作物の選定が適したものでなければ, 両手の協調動作を失った脳卒中患者の健側上肢での操作はさらに難易度が高くなり, 結果, 過剰努力に伴う連合反応が食事動作の効率性低下や誤嚥リスクを高めてしまう。

　したがって, 摂食嚥下障害に対する介入としては身体的側面と環境的側面の両側面に対するアプローチが必要であり, 本稿では脳卒中患者の座位姿勢の特徴と上肢の巧緻性, そして, 食事環境の場面に対する問題点とその対策について紹介する。

脳卒中患者の座位バランス障害

　バランス機能に関しては, 静的バランスと動的バランスという概念が定着している。静的バランスは, 支持基底面内に身体重心を適した位置に維持する能力で, 姿勢を安定化させることにより動作を効率的に行うために必要な機能をさす。動的バランスは, 支持基底面内で身体重心を自由に動かせる能力や, 新たな支持基底面内に身体重心を移動させることができる能力で, 歩行やリーチ動作を行うための機能である[2]。

　座位におけるバランス機能を実現させているのは, 肩甲帯周囲筋や股関節周囲筋, 体幹筋群の働きによるものが大きく, これらの筋群が機能し安定した土台を形成することにより頭頸部や四肢は自由に動かすことができる。つまり, 自分で食事をするためには, 箸やスプーンを持って自由に動かせるだけの頸部・体幹安定性が必要となる。

　重度な機能障害が残存した脳卒中患者の車いす姿勢は, 矢状面ではバックレストにもたれかかるような仙骨座りを呈し, 前額面では健側上肢でアームレストを押さえつけ体幹を傾斜させた姿勢となっていることが多い。麻痺側の筋緊張障害（体幹筋や麻痺側股関節周囲

筋，肩関節周囲筋の低緊張）や感覚障害による不安定な状態を代償するために支持面に依存した代償姿勢となる．この代償的な姿勢では，不安定な座面に対して頸部筋群は過緊張を起こすことや，股関節周囲筋や体幹筋群の筋緊張のアンバランスにより筋の短縮を二次的に強め（代償性短縮・適応性短縮），結果的に脊柱は円背と側彎を強め可動性を低下させる．

　これらは，四肢の運動に対して土台となる（静的・動的）バランス能力を低下させることから，健側であったとしても巧緻性やリーチ範囲が制限されてしまい，食事動作における食物の運搬に関わる上肢操作も拙劣なものとなってしまう．

摂食動作における上肢の巧緻性と座位バランス

　摂食行為のなかで食物を適切な大きさに切り分け，口腔内に取りこぼしなく運搬するためには，上肢の精細な巧緻性と静的・動的座位バランスがきわめて重要である．もちろん，適切な大きさに食物を切り分けるには高次な判断機能も重要だが，今回は食物の運搬に関わる上肢の巧緻性と座位バランスに焦点を絞って紹介する．

道具の把持

　食事するための道具は主に，箸，スプーン，フォークがある．道具を把持するためには，母指の対立および手指を屈曲させる関節可動域，筋力，および筋の耐久性が要求される．

　箸の把持方法に個人差はあるが，基本的には上に位置する箸は母指，示指および中指で挟むことで把持し，下の箸は母指IP関節近位部，示指MP関節近位部および環指末節骨背側の3点で固定することにより保持している．下の箸は食べ物をつまむ際は固定が必要であり，尺側の安定が重要である．これが不十分であれば，箸先を合わせることができず，物をつまんだ際に箸先が交差してしまうこととなる．

　スプーンは母指，示指，中指で挟み，環指，小指は屈曲位で手関節を安定させている．

食物の把持（つかむ・挟む）

　食物をスプーンですくうためには，前腕回内外の動きが重要となる．箸は箸先を開く，閉じるといった動きを上の箸で行うことにより，食物を挟んで把持することができる．箸先を開くときは母指IP関節近位部を支点として示指で安定させながら中指を伸展する．箸先を閉じるときは，中指で箸を安定させながら示指を屈曲させる．

　スプーン把持は，回内握り，回外握り，3指握りがあり，それぞれ回内握りでは肩関節は外転位，回外握りでは肩関節は内転位，3指握りでは肩関節は中間位となりやすい．把持する力は，手が箸やスプーンの先を介して，食物の性質を感じるということが大きく関与する．手を動かしている際，体幹は安定していることで上肢操作を楽に行える．

食物の運搬

　食物を口元まで運ぶためには，主に肩関節，肘関節，前腕の動きが必要となる．食物が口に近づくと肩関節外転，肘関節屈曲，前腕回外の角度は増していく[3]．

　スプーンは，皿の部分を水平に保ち，箸は，食物をつまむために手指の筋収縮を一定に保つ．操作物の上に食物を落とさないように手関節を中間・背屈位のまま，肩関節の外旋

と前腕の回外，肘関節の屈曲運動を協調的に用いて口まで運搬する．

　箸やスプーンで食物をすくい口へ運ぶためには，目と手と口の協調性も必要とされ，口腔内に食物を入れるためには，手の動きに口腔を合わせるために体幹をわずかに前傾させる座位バランス能力が必要である．そして，口腔内に食物を入れた後は，操作物を口唇に当てながら，前腕の回内，手関節の運動を協調的に用いて操作物を抜き取る．

　このように，体幹を前方へ移動させる座位バランスと上肢の巧緻性によって取りこぼしなく，運搬過程を終えることができる．

脳卒中患者の摂食動作の問題点

　脳卒中患者の食事動作は，多くは両手の協調動作が失われていることが多く，健側上肢のみで食物の運搬を行う場合，麻痺側上肢で食器を持ち上げて口腔に近づけることができないため，体幹を過度に前傾させなければならない．しかし，脳卒中患者特有の代償姿勢では動的バランス能力の低下により，体幹を前傾させることが困難であるため，過度に頸部を前屈して口腔を食物に近づける．

　同時に，上位頸椎を伸展させるために，胸鎖乳突筋や頸部伸筋群の過緊張を形成する．この前方突出姿勢（forward head posture）では下顎は後方に引かれるため口腔の開口不全に繋がり，さらに，舌骨下筋が伸張されるため舌骨は下方へ引かれ，嚥下時の舌骨の挙上を妨げるため嚥下効率を低下させる．そして，傾斜した座位姿勢や高次脳機能障害によって頸部の側屈と回旋を伴っていることが多く，側屈側と回旋側の梨状窩凹が狭窄して誤嚥リスクを高める場合がある（咽頭や喉頭に麻痺がある場合は除く）．

　また，操作手である健側上肢は支持面を押さえつけてしまい，その影響で健側の上腕三頭筋や大円筋，広背筋，大胸筋の過緊張を形成していることが多く，肩関節の挙上・外旋制限を生じやすい．この過緊張による影響は，食物を口腔内に取り込むときの，肩関節外旋と前腕回外運動時の被動抵抗となり，食物を水平に保てず，食物を取り込む直前で食物をこぼすことが多くなる．

　このように，中枢神経障害が影響して生じる代償姿勢は，口腔の開口不全や嚥下効率の低下，上肢巧緻性の低下により，食事動作を困難なものにしており，これら身体状況を踏まえたうえで，食事環境に配慮すべきである．

食事環境の設定

　先述のように，テーブルの高さや食器の位置，操作物の選定などの食事環境は，適切な選定をしなければ，食事動作の効率性低下や誤嚥リスクを高めてしまうこととなる．

■テーブルの高さ■

　臨床の場において，机が高すぎて，食器の中身が見えない，机に向かうと車いすが天板に当たってしまい，体から食器までの距離が遠すぎるといった場面を多く見かける．

　机が高いと，肩甲骨は挙上位となり常に筋活動を伴うため努力性となってしまう．また，前傾姿勢をとりづらくなるため頸部が伸展してしまい，食器の中が見えにくいため食欲低

下に繋がりやすくなる(図1)。

　反対に，机が低いと，口と手の距離が離れ，食物の運搬距離が長くなり，食べこぼしに繋がったり，疲れやすくなったりする。また頸部が前屈するため，円背が助長してしまうこととなる(図2)。

図1　高い机の場合

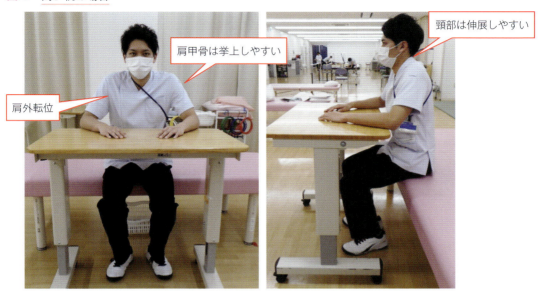

- 肩甲骨は挙上しやすい
- 頸部は伸展しやすい
- 肩外転位

図2　低い机の場合

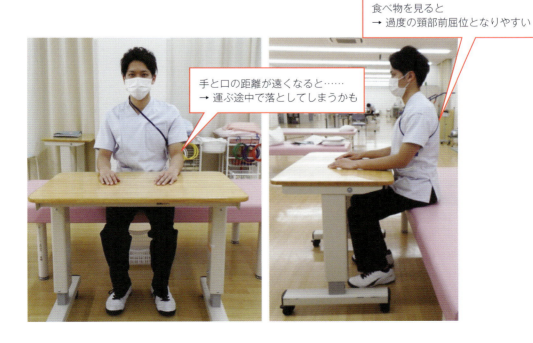

- 食べ物を見ると → 過度の頸部前屈位となりやすい
- 手と口の距離が遠くなると…… → 運ぶ途中で落としてしまうかも

体とテーブルの間に握りこぶし1つくらいのすき間とし，食事に適した机の高さは，小原らの報告では，座面高の値に座高の3分の1の値を加えて机の高さを決定し，また，高齢者が立ちやすく，座りやすく，作業しやすい座面高は，靴の高さを考慮して膝関節90°屈曲位・足関節中間位となる肢位を基準として決定しており，臨床においても簡便であり，汎用性が高い[4]（図3）。座面にマットを敷くなどの対応で調整することができる（図4）。
　足底が床面にきちんと接地していることが大切であり，接地できない場合には台の上に置くなどの工夫が必要となる（図5）。

図3　座位姿勢の決定

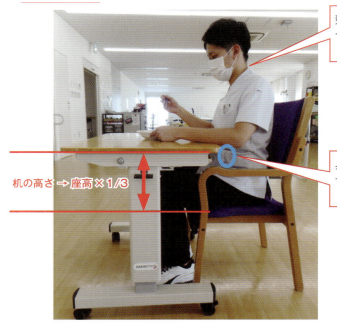

頸部は軽度前屈させる
→ 咀嚼，喉への送り込み，嚥下がしやすいため

机の高さ→座高×1/3

身体とテーブルの距離
→ 握りこぶし1つくらいのすき間

図4　座面調整

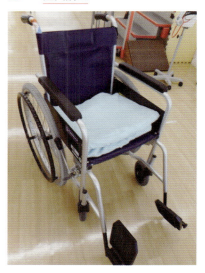

図5　足台

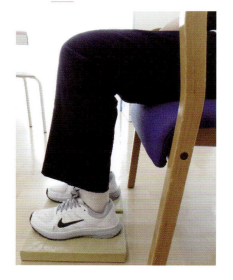

食器の位置

食器の位置は，食物までのリーチ距離を決め，配置する場所により姿勢の崩れや上肢の努力性を増してしまうこととなり，疲労度に影響する。リハビリ実施時に，座位でのリーチ距離が正中線を超えるとバランスを崩す患者にとって，麻痺側に配置してしまうと，不良姿勢での食事となったり，上肢操作の不良や努力性となったりと自立を妨げる。座位でのリーチ範囲は，座位バランス，体幹筋や下肢筋力に影響される。食器の位置を麻痺側ではなく，健側に配置するという工夫も必要となる(図6)。

また，器が近くにある場合は，前腕をより大きく回旋して食事動作を行う傾向があり，配置位置によっても関節角度は変化する。長尾らは，前腕に回旋制限が存在する場合は，近位に器を置くのではなく，中位に配置することで，肩や肘での運動を代償として利用でき，回内外の負担は減少すると報告している[5]。

図6 左側(健側)に配置(右麻痺者の場合)

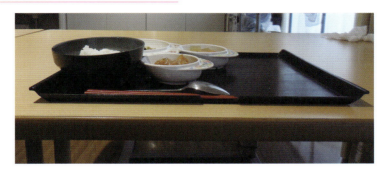

操作物の選定

操作物には箸，スプーンの選定が必要となる。利き手が麻痺側となれば，スプーンの選択が多くなり，また食形態がミキサーやソフト食などの補助形態であれば，これもスプーンの選択となる。

しかし，日本においては箸という文化が存在し，「箸でないと食べた気がしない」「外で食べるのにスプーンでは恥ずかしい」ということも臨床上よく耳にする機会がある。

箸の操作は前述した通り，とても緻密な動作であり，麻痺が軽度(stage V～VI)でないと，操作や口への運搬などの操作は不十分なものとなる。スプーンにおいても，皿の大きさや，形状，柄の太さなど，その人に合わせたものの提供が必要となる。

福祉用具の活用

食事動作練習では，身体機能の練習と同時並行に，現在の能力を駆使して自分で食事をすることができる方法を検討する。残存機能を有効に活用し，状況に応じて自助具も取り入れることも重要となる。身体機能の向上に合わせて，自助具の変更が必要となり，患者のモチベーションにも繋がることから臨機応変に対応できる準備が求められる。

道具の把持

カフ	対象	手指の可動域制限や握力の低下により，スプーンやフォークを握ることができないときに用いる
	機能・特徴	カフにスプーンやフォークを取り付けることによって，道具の把持力を補う（図7）
太柄スプーン	対象	手指の関節可動域や握力低下によりスプーンを握ることができないときに用いる
	機能・特徴	スプーンの柄を太くすることで，スプーンの把持力を補う．カフと比較すると，柄の持ち方は普通のスプーンを持つことと変わらないため，前腕回内外の動きを伴う自然な形で食物をすくうことができる（図8）

図7　カフ　　　　　　　　　図8　太柄スプーン

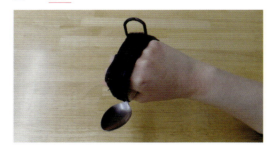
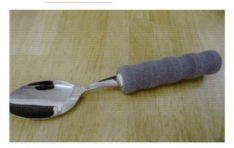

食物の把持

バネ付き箸	対象	箸を持って箸先を揃えるための手指の屈曲筋力はあるが，箸先を開くための手指伸筋が低下している場合や，箸先を合わすことができない場合に有効
	機能・特徴	2本の箸をバネ状のもので連結しており，箸の操作を容易にする（図9）
変形スプーン	対象	手指の関節可動域や握力低下によりスプーンを握ることができないときや，自身でスプーンの角度を付けることができない対象者に用いる
	機能・特徴	スプーンの柄と皿との部分に角度がついているものや，好みの形に変形できるものがある（図10）

図9　バネ付き箸　　　　　　図10　変形スプーン

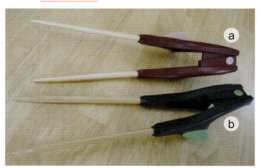
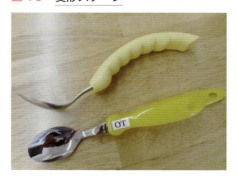

a：右手用　　b：左手用

食物の運搬

スプリングバランサー	対象	運搬が困難な対象者
	機能・特徴	上肢の動きが制限されている対象者でも，スプリングの張力を利用することにより腕の重さを軽減し，わずかな力でも自身の腕を動かすことのできる装具

食器の固定・操作

すくいやすい皿	対象	上肢に麻痺がある等で，食器の固定ができない対象者
	機能・特徴	片手で食事をする場合は，食器を押さえたり傾けたりすることができないため，器の縁がほぼ垂直に立ち上がった皿や，食器が滑らないように滑り止めがついているものがある（図11）
滑り止めマット	対象	上肢に麻痺がある等で，食器の固定ができない対象者
	機能・特徴	食器の下に配置することで，食器が動かないように固定を行う（図12）

図11 すくいやすい皿

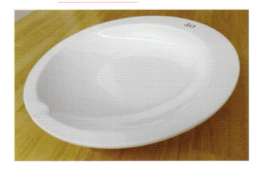

図12 滑り止めマット

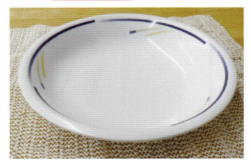

まとめ

　食事に関わる上肢機能や姿勢を含めた身体機能の評価や治療は，セラピストにとって大切な介入である．ただし，食事は1日3食行われることであり，目の前の食事に困難を抱えている患者にとって早期の介入も重要である．このためには，身体機能にも影響を与える環境面の知識，身体機能の低下を補う福祉用具などの代償法の知識を知っておく必要がある．

　セラピストにできることは，さまざまな職種と患者の情報を共有しながら，本来の楽しめる食事，円滑で安全かつ快適な食事ができるように，身体面・環境面の両側面から捉え，取り組んでいくことにあると考える．

●文献

1) 内田　学：嚥下障害．脳卒中理学療法の理論と技術（原　寛美ほか編），改訂第2版，471-483，メジカルビュー社，2016．
2) 西銘耕太：考．ファンクショナル・リーチテスト．藍野学院紀要 23：18-26, 2009.
3) 長尾　徹ほか：スプーンを使用した食事動作における肩関節外転・肘関節屈曲・前腕回旋運動の特徴．神大医保健紀要 18：77-83, 2002.
4) 久野真矢ほか：高齢障害者に合った机・テーブルの高さの決定方法について．広大保健学ジャーナル 2：29-34, 2003.
5) 長尾　徹ほか：箸による食事動作における前腕回旋可動域と動作時間 – 器の位置による検討 –．神大医保健紀要 14：53-59, 1998.

12章 食事動作が引き起こす嚥下の問題点

相原元気

はじめに

　摂食嚥下障害は，口腔・顔面・咽頭の障害のみならず，姿勢保持に影響する頭頸部や体幹の影響，食事動作となれば上肢操作の影響を受ける。そのため，摂食嚥下障害にアプローチするにあたり，姿勢設定を含めた食事動作全体に介入する必要がある。

　高齢化社会が加速するなかで，日常生活動作の自立度の高さの重要性や尊厳の重視という観点から　できる限り自身で身の回りのことを行ってもらい，難しい部分に関しては，生活リハビリを取り入れることの必要性が求められている。

　しかしながら，日常生活動作を自身で行うなかで，転倒や転落のリスクはもちろん，嚥下機能に何かしらの問題を抱える患者が自力摂取をするリスクについても，評価・リスク回避の対策が重要であることはいうまでもない。

　平成23年以降，死亡率が脳血管障害を上回り第3位となった肺炎[1]を年代別でみたとき，65歳以上の高齢者が9割以上を占めている[2]。誤嚥と肺炎は非常に関連性が高く，入院患者で70歳以上の患者の場合，肺炎の原因の7割が誤嚥性肺炎ともいわれている[2]。

　高齢者の場合脊柱の変形や喉頭下垂，筋力低下等により，食事姿勢の制限や姿勢の安定を保とうとするあまり，嚥下機能に対する筋活動のパフォーマンスの低下をきたすことがある。こういった状況からも嚥下障害の問題点を抽出するには，姿勢や食事動作といった視点に目を向けて介入する必要がある。

　本章では，食事動作の問題点について記述する。

嚥下機能と姿勢の関係

　嚥下機能に関連する筋は顔面や咽頭，頸部だけでなく，嚥下反射惹起時に喉頭の挙上・下制をスムーズに行うために鎖骨や肩甲骨に付着している筋の働きも重要となる。

　複数の筋が随意的あるいは反射的に，重力下で重い頭部を安定させながらスムーズかつ瞬時に協調して働く必要があるため，重力に対する姿勢のコントロールや頭頸部の角度は嚥下機能に影響が大きい。

　頸部や舌骨の可動性の改善，あるいは重力の影響を加味した姿勢調節を行うことで，嚥下機能の向上が得られることも報告されている。また，ワレンベルグ症候群のように球麻痺症状を呈する嚥下障害や，舌骨上筋群の筋力低下，舌骨下筋群との協調性の低下など，嚥下反射時の舌骨挙上の弊害に対して，食塊や水分の咽頭通過を目的とした代償嚥下方法が複数あり，その有効性も報告[3~6]されていることからも頭頸部コントロールが嚥下機能に大きく関与していることがわかる。

　前述した通り，嚥下機能に関連する筋群は姿勢保持筋群と関係しており，さらに呼吸筋

群や上肢操作に関わる筋群とも関連しているため，直接嚥下に関わる機能以外の部分でも重要な役割を担っている。

食事動作と嚥下機能の問題点

図1に正中位座位と上肢活動を取り入れた際の嚥下筋の筋活動の変化を示している。舌骨上筋として顎二腹筋，舌骨下筋として甲状舌骨筋，頭頸部の姿勢調節筋として胸鎖乳突筋の活動を測定している。

上肢操作を行うことで，頭頸部の安定を図るために胸鎖乳突筋の筋活動が高まり，舌骨上筋・下筋の筋活動が低下していることが示されており，嚥下反射時の舌骨挙上，下制の速度，範囲が上肢操作によって変化していることがわかる。

つまり，前述している通り，嚥下機能に関連する筋群は姿勢保持のための筋群に影響を受け，姿勢保持筋群は上肢操作の影響を受けるため，直接あるいは間接的に食事動作は嚥下機能に大きく影響する。

図1 上肢の操作によって起こる嚥下筋の変化（嚥下筋活動の指標：積分値）

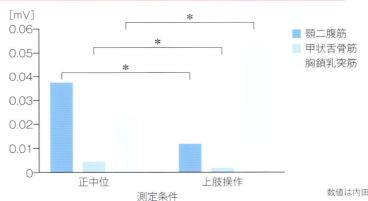

数値は内田 学先生の研究による

経口摂取場面をどのように捉えるべきか

脳梗塞や脳出血などによる麻痺を呈した場合，病前の身体機能，あるいは麻痺側の筋力や関節可動域の程度によっては，直接誤嚥を生じるリスクが低い患者もいるかもしれない。

しかし，高齢になるにつれて，筋力の低下や脊柱の変形，喉頭の下垂など誤嚥を回避するための予備力は低下していく。

さらに，運動麻痺を生じて早期は拘縮が生じることも少ないが，長期的な予後を視野に入れて考えた場合，固定的な姿勢や過剰な代償パターンでの食事動作をいかに早期に調整するかが重要である。

食事は経口で栄養確保している場合，一般的には1日3回の摂取機会がある。つまり1日に3回，固定的な姿勢や過剰な代償パターンで食事を摂取すれば，筋緊張の高い部位では，筋や腱の短縮，関節拘縮を加速させることになる。しっかりと姿勢調節されたなかで食事動作が展開されていれば，1日3回の食事が摂食嚥下の練習といえ，理学療法，作業療法，言語療法の介入場面にもなりえる。

嚥下障害を咽頭や顔面のみの問題で捉えず，食事動作，食事姿勢，シーティング，食具など広く評価・介入を行うことで，より安全な経口摂取へ繋がる。

症例を通しての嚥下機能と姿勢，食事動作の関係

本来，食事摂取を行う場合，食物や食具によって摂取動作や体の構えは変化するものであるが，姿勢不良が生じている場合，その変化は非常に乏しいものになってしまう。図2に示すような連鎖を修正するためには，大元である姿勢の調整が必須である。

脳血管疾患による麻痺や筋力低下，骨変形により食事動作の自由度が低下している場合，自身で修正することは難しく，食事内容や食具にかかわらず，単一性の流れとなり，程度によってはむせ込み等の誤嚥兆候を呈する状況に陥ってしまう。

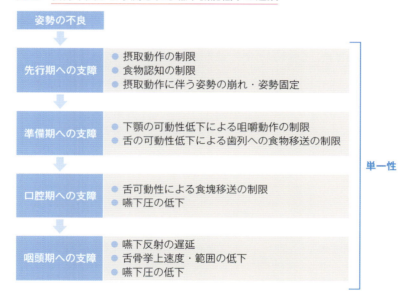

図2　姿勢不良から予測される嚥下機能低下の連鎖

症例1

80歳代男性。脳梗塞発症から数年が経過し，右片麻痺が残存している。健側の使用時には，過度な筋緊張が伴い，手指の伸展拘縮も認める。車椅子座位にて後方への体幹の伸展がみられ，座位姿勢保持のために後方への押し付けが非常に強い様子がみられる（図3）。

また，体幹の伸展や後方への押し付けに対し，肩甲骨の挙上や頸部の固定がみられ，図4のような僧帽筋や胸鎖乳突筋の膨隆もみられる。

この状況で，介助にて食事を摂取したとしても，頸部の固定は下顎の可動性，咬合力の低下，舌骨上・下筋群の筋緊張による舌骨および舌・喉頭可動性の低下等を伴う。

その結果，食塊形成や移送の制限が生じ，さらには咽頭筋や軟口蓋で作り出す食塊を下方へ押し流す圧力の低下が生じることも考えられる。

図1で示した通り，嚥下関連筋群は姿勢コントロールや上肢操作により，嚥下運動へ働く程度に変化が生じてしまう。図3・4の状況で，自力摂取を行うことで，かえって嚥下

図3 介入前の車椅子座位（側面）

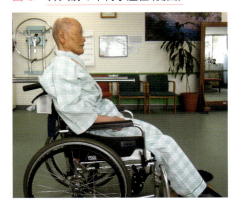

図4 介入前の頸部筋群（車椅子座位）

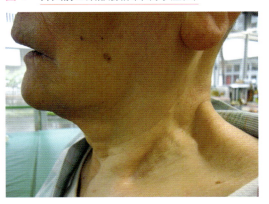

効率の低下を招き，誤嚥リスクを助長することが予想される。

　実際の自力摂取動作では，図5・6に示すように，頸部や上肢，肩甲帯の分節的な動作が安定しづらく，努力的な摂取動作となる。

　スプーン操作を行う左上肢は肩の挙上がみられ，頸部の左側屈を伴いながらの摂取動作となり，分節的な動作が獲得しづらい。

　この食事動作時の頸部筋群や僧帽筋に着目したとき，図7の○内のような，僧帽筋の膨隆や鎖骨窩の陥凹がみられる。

図5 介入前の食事摂取動作

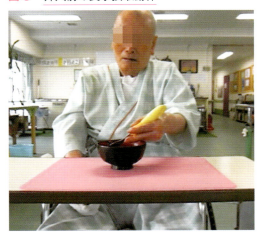

図6 図5を後ろから見る

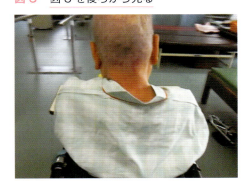

図7 食事摂取動作時の頸部周囲

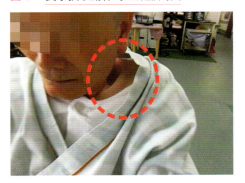

摂食嚥下機能向上・安定のための準備

姿勢保持として嚥下筋が働いているため，上肢操作や咀嚼運動，舌の可動性，嚥下反射時の舌骨，喉頭可動速度，範囲に影響が出ることは予測がつく。

体幹伸展し後方へ体を押し付けて姿勢の安定を確保し，肩甲骨挙上，頸部の固定が伴うなかで食事摂取動作を行うため，前方へのリーチの際に，肩関節の内転・外転，屈曲，水平屈曲等の運動には著しい制限が生じる。

そのなかで，代償運動にて上肢での食具操作を行う必要があり，姿勢の崩れを防止するため，さらなる姿勢保持筋の筋緊張が高まり，固定的な姿勢を助長しながらの摂取となっている。

スムーズな摂食動作を行うには，座位姿勢の安定を保障したうえで，上肢の空間保持が可能な筋力や顔面，頸部，肩甲帯，上肢の分節的な動きが必要となる。

そのため，嚥下や摂取動作を円滑にするには，まずは土台となる座位の安定を確保し，そのうえで体幹や上肢，頸部，顔面の分節的な動きを確保し，嚥下関連筋が姿勢や動作に対して過剰に働かないよう調整する必要がある（図8～11）。

介入後の車椅子乗車時では，胸鎖乳突筋や僧帽筋の膨隆が減少しており，姿勢保持のために過剰に働いていた嚥下筋が落ち着いていた（図10）。

図8 支持面の拡大を図りながら，胸郭，脊柱の可動性の拡大を図る

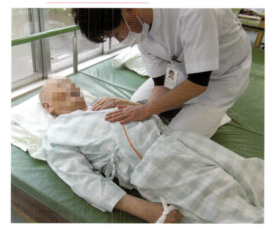

図9 徒手的に頭頂から椎骨方向に圧を掛け，頸部筋群，僧帽筋の筋緊張調整を行う

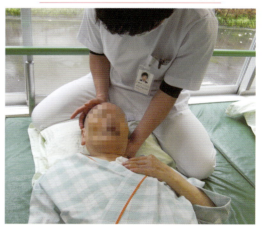

図10 ベッド上での介入後，車椅子乗車時の頸部筋群

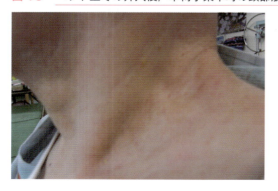

図11　右上肢を支持として活動できるようにワイピング動作を通して，動作誘導を行う

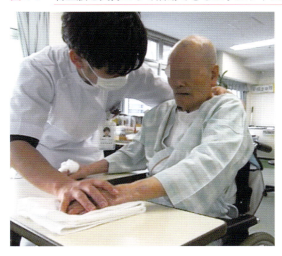

食事摂取動作の変化

　介入後，右上肢を支持として活動できるように台を設置し，リーチ動作による支持面や重心位置の変化に対して，順応しやすいように，環境調整下で食事摂取動作を行った。左肩の挙上や頸部の側屈は軽減し，肩や肘関節の屈曲や食具を口元に向けるような手関節の動きもみられ，分節的な食事動作が得られた（図12）。

図12　介入後の食事摂取動作

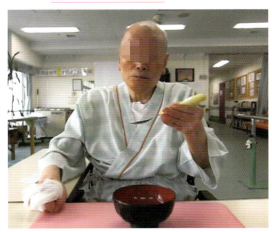

a. スプーンを口元に運ぶ

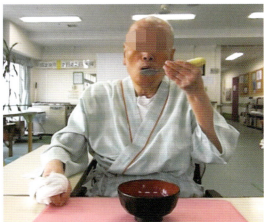

b. スプーンの中身を捕食する

■ 症例2 ■

　70歳代女性。パーキンソン病の診断を受けてから20年以上が経過している。食事を自力摂取可能であるが，摂取動作に伴う姿勢崩れに対し，自身での調整が難しく，環境調節を要する。座位姿勢は脊柱の円背があり，姿勢保持のため，僧帽筋の膨隆や頸部が伸展されることでの，頸部前面の皮膚が伸張されている様子が安静時からみられる（図13・14）。

　図15abにおいては，目立った姿勢崩れや努力的な食事動作，固定的な姿勢はみられないものの，図15cdでは食器を左手で把持しながらの摂取を試みた際に，体幹の側屈，頸部の立ち直り，左肩の挙上がみられる。

　図13にあるように，円背により，頭部は肩より前方に位置するため，頭部の重さを支え，姿勢保持のために僧帽筋の膨隆がみられている。そのなかで重さのある食器を把持して，上肢や頸部，肩甲帯の分節的な動きを行おうとしても難しく，代償的なパターンが生じてしまう。

　図16でも図15同様に，左手で器を把持した際には代償的なパターンがみられている。

図13　端座位（側面）

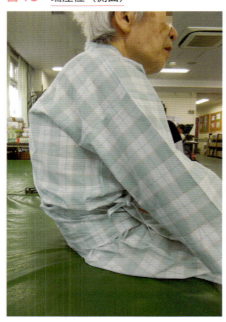

図14　端座位時の頸部筋群

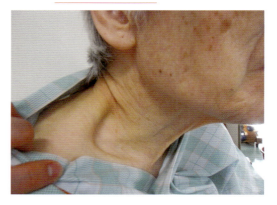

図 15　普通椅子での食事摂取動作

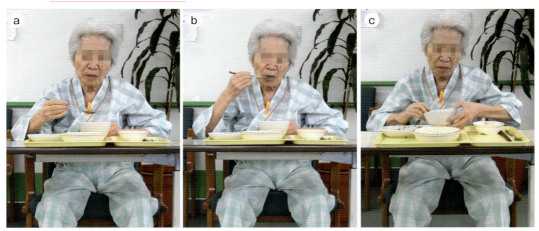

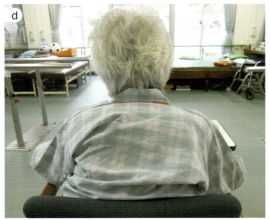

a：器からすくう
b：スプーンを口元へ運ぶ
c：食器を左手で把持して自力摂取を行う
d：c. 動作中を背面から見る

図 16　背もたれ調整できない車椅子座位での食事摂取動作

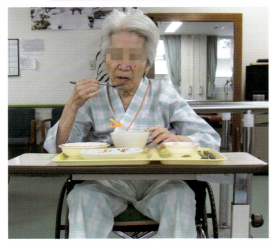

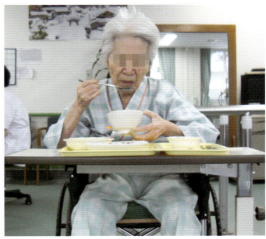

a. 器を置いて，摂取する動作　　　　　　　　b. 器を把持して摂取する動作

適切な環境調節で得られる変化

図17aでは，特に円背の突が強く，←の胸椎・腰椎移行部の背もたれを調整し，張りを緩めることで，突部分が背もたれに預けられるように調整した。頭部の位置を重心位置に近付けることで，姿勢保持のための僧帽筋の膨隆は軽減でき，頸部や肩甲帯の固定が軽減できた。

図17bcでは，把持した器からすくう動作に加えて，左手で器を把持したまま，右手で他の器に手を伸ばしているが，固定が軽減したため，分節的な動きが確保でき，体幹の側屈や頸部の立ち直り，肩の挙上等の代償運動はみられていない。

図17　背もたれの張りを調整可能な車椅子座位での食事動作

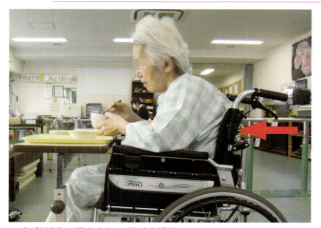

a. 矢印部分の背もたれの張りを調整

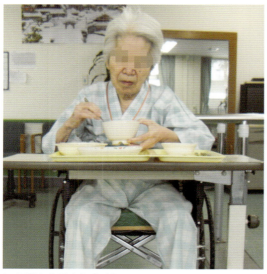

b. 把持した器からすくう

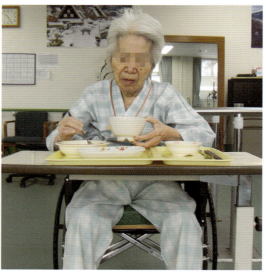

c. 器を把持しながら，他の器にスプーンを運ぶ

● 文献

1) 厚生労働省：平成28年（2016）人口動態統計の年間推計，2016.
2) メディ・ウォッチ：5疾病・5事業は第7次医療計画でも維持，肺炎は脳卒中対策などの中で勘案－厚労省・医療計画検討会（2）．(http://www.medwatch.jp/?p=9244)
3) 武原　格ほか：I-E1-3 嚥下における頸部回旋の運動学的検討．リハ医 36 (11)：737, 1999.
4) 三石敬之ほか：Wallenberg症候群における食塊の輪状咽頭部優位通過側．リハ医 42：412-417, 2005.
5) 須藤英一ほか：摂食・嚥下リハビリテーションの導入により嚥下性肺炎を生じることなく経口摂取が可能となった脳血管障害の2症例．日老医誌 38 (4)：554-559, 2001.
6) 唐帆健浩：顎引き頭位の嚥下機能に及ぼす影響．日気管食道会報 50 (3)：396-409, 1999.

13章 食事場面における作業療法の実際

菊池昌代, 香川健太郎

はじめに

　食事は活動性の根源となる一方で, 楽しみの側面も兼ね備えており, 生活を充実させるためには欠かせない行為である. 正常な摂食動作は先天的な吸啜反射に始まり, 後天的な発達と社会的背景の影響を受け, ヒト特有の摂食動作へ変容する. 中川ら[1]は, 痙直型四肢麻痺症例に対して, 立位での作業課題による下肢・体幹機能の改善が, 上肢巧緻性と口腔機能に好影響をもたらし, 食事が可能となったことを報告している. これは, 姿勢制御機能の基盤となる下肢・体幹機能の改善が嚥下機能に重要であることを示唆するものである.

　脳卒中患者は, 高次脳機能障害, 運動麻痺, 筋緊張異常, 失調など多岐にわたる障害が出現するが, いずれにおいても正常運動からは逸脱した能力となってしまうため失われた機能性を代償するため, 円背姿勢や非対称的な姿勢となりやすい. 山本ら[2]は, スムーズな咀嚼・嚥下が行えるための姿勢の条件として,

- 頭頸部が軽度前屈位であること
- 上肢使用時に体幹の対称性が保たれていること
- 嚥下に関わる頸部周囲筋がリラックスしていること

を挙げている. 脳卒中患者においてはこれらのすべてが障害されやすいことから, 治療的介入は必須である. そのなかでも高次脳機能である食事環境の認識機構や, 上肢機能である巧緻性が必要とされ, その背景には四肢・体幹機能の予備能力, すなわち姿勢調節機能が保証されていることが重要である. 本稿では, 特に姿勢調節機構である座位バランスの改善に焦点を絞った作業療法介入の具体例について説明する.

症例報告:脳梗塞後遺症―低緊張

　症例60歳代後半男性, 診断名は左放線冠の脳梗塞後遺症(図1), 障害名は右片麻痺, 発症から1カ月半が経過し作業療法, 理学療法, 言語聴覚療法が処方されている.

　身体機能はBrunnstrom recovery stage上肢Ⅱ, 手指Ⅱ, 下肢Ⅲレベルであり, 随意性は乏しく, 病的な筋緊張異常などは痙性を背景とした連合反応が出現していた. 感覚は表在, 深部ともに重度鈍麻であり, 身体イメージの構築を阻害する要因となっていた. 高次脳機能障害は, 食事場面において注意障害による食べ残しを認めるなどの軽度の症状が認められていた.

　姿勢調節としての座位バランスは不安定性が強く, 多少の重心移動に対しても「倒れそう」などの訴えが目立っていた. 静的な座位姿勢は, 常に健側に重心を変位させ麻痺側方向への荷重を拒んでいる様子であった. 動的な座位バランスとして, 健側上肢でのリーチ動作は, 前方へは23 cm, 健側へは7 cm可能だが, 正中線を超えるような麻痺側へリーチ動作は困

図1　脳画像

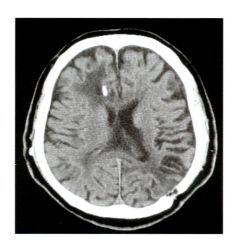

難であった。これは，麻痺側の骨盤帯や体幹などの姿勢調節異常が支持性を低下させていることが考えられた。

　常に健側に重心を変位させて不安定な姿勢を代償するための方策で過ごしていることから，麻痺側へのリーチ動作では大きく座位バランスを失う反応が認められた。健側とはいえ，支持性が減弱している体幹の機能を保証するために外部環境に依存しようとする反応が強く，常に接触物に対して押し付けるような反応によって筋緊張が亢進し抵抗性が増大していた。

　日常生活動作においてはすべてにおいて介助を要しており，自立を望む意欲が強かったことからストレスを強く感じていた。特に，食事に関しては非利き手で実施することに困難感を感じており，安全に摂取できる食事動作を治療目標に挙げた。

食事動作の問題点

　食事摂取時の姿勢は，姿勢調節機能に障害を認め，体幹の抗重力伸展反応が減弱していることで骨盤は後傾位で代償していた。重心は健側に変位しており，健側上肢もテーブルやアームレストを握りしめるなど不安定性を代償する姿が目立っていた。

　健側上肢は，食事摂取のための操作性というよりも，姿勢を保持するバランスの機能性としての作用のほうが強く，広いテーブル上の操作を行うことに対しても円滑性に欠ける様子が目立っていた。特に，麻痺側方向にある皿にはスプーンを伸ばすと体幹がそのまま傾斜しつぶれていくような姿が認められ，時間の経過とともに傾斜はさらに強くなりむせ込みが出現していた。

　麻痺側の上肢は食事動作に参加する随意性が欠如しており，健側上肢のみでの食事摂取となっていた。非利き手であったことからスプーンの操作はぎこちなさが残り，口腔に運ぶ際も緊張感が高く，手と口の協調関係も崩れ過剰な頸部の代償が目立っていた。

　食事動作における問題点として，以下の4つが考えられた。

1. お椀へのリーチ動作は，麻痺側に位置する食物を取り込む際に過度に健側の肩甲帯が挙上し体幹が麻痺側へ崩れることにより麻痺側上肢が机から落下してしまい，体幹の対称性を保つことができない。

2. この影響により，頭部は健側への立ち直り反応を強いられ，健側頸部筋群が姿勢保持のために参加していることで過緊張が生じ咀嚼・嚥下を抑制している(図2)。

3. スプーンを用いて皿からすくった食塊を口へ移送する際，上肢は肩関節の外旋と前腕の回外，手関節の尺屈によってスプーンの面を水平に保つ。口腔への移送は肘関節の屈曲，伸展により距離を調節するというきわめて協調的な操作が要求される。この上肢の巧みな操作には，土台となる座位の安定性が確立していることが条件となるが，姿勢調節異常により協調運動が不十分となり，上肢の操作がぎこちなくなることで取りこぼしが多く出現する。

4. 口腔の問題は座位姿勢が不安定なことから，口腔をスプーンに合わせていく手と口の協応関係が構築されていない。上肢の操作としての食塊の移送距離を最短にするために，体幹の前傾や頭部の伸展が上肢の操作に協応する必要があるが，姿勢調節異常により抗重力伸展反応が制限され機能をなさないことから，体幹の円背を増強させて口腔を無理やりスプーンに近づけるような反応が出現する。過剰な頸部の過伸展は，下顎が後方に引かれ口腔の開口不全に繋がり，さらに，舌骨下筋が伸張されるため嚥下時の舌骨の挙上を妨げるとなり嚥下効率を低下させる(図3)。

1.〜4.の問題点により，むせ込みや食べこぼしを認め，誤嚥性肺炎や低栄養のリスクが高いと判断し，体幹機能の改善を目的とする積極的な介入を行った。

図2　食事場面での問題点：お椀へのリーチ動作(麻痺側)

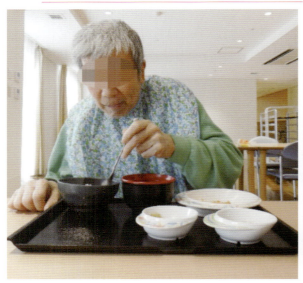 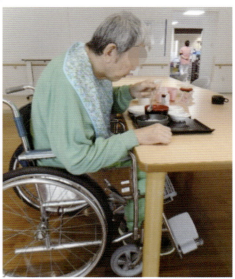

健側の肩甲帯が挙上し，麻痺側へ崩れるため，麻痺側上肢は机から落下し，頭部の健側への立ち直りが強いられる

図3　食事場面での問題点：口腔への取り込み動作

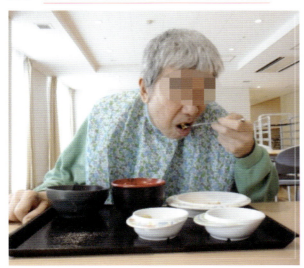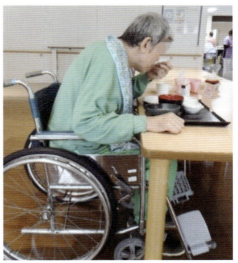

体幹の抗重力伸展反応が不十分なため，手と口の協応関係が構築されていない

食事動作の改善のポイント

　麻痺側方向に置かれている食事に対して上肢のリーチ動作を行う際，姿勢調節異常に伴い骨盤帯と体幹は支持性を失っていた．不安定な体幹機能のまま上肢を操作するため，麻痺側へ体幹が傾斜するなど支持性の欠如がみられており，そのままスプーンですくった食塊を口に無理やり運ぶため，取り込みにも努力性を認めた．

　座位において，健側荷重が優位であり，麻痺側への重心移動も難しく，体幹の抗重力伸展反応も不十分となっていた．特に麻痺側へのリーチ動作時に，下肢の支持機能や体幹の抗重力伸展活動の乏しさが，上肢のスプーン操作を困難にし，手と口の協応動作を阻害していると考えられた．

　これらを改善するために，座位における麻痺側への荷重と体幹の抗重力伸展反応を伴った姿勢調節が必要であった．食事動作が安全に実施できるための身体機能の構築をめざして，端座位での前方と側方（健側・麻痺側）へのリーチ動作，健側の下肢挙上能力（麻痺側への重心移動と支持性）を評価項目として分析した（図4）．

　評価のポイントとしては，健側上肢の支持を外した状態で体幹の姿勢調節が可能かどうかについて観察する必要がある．食事動作は，箸やスプーンを空間で操作する機能性が要求されるため，この操作を保証する骨盤帯や体幹の動的な支持性が必要不可欠である．

前方リーチ動作

　前方リーチ動作は23 cmであり，骨盤帯や体幹の支持性の欠如が認められた．重心を前方に変位させる際に骨盤の前傾は認められなかった．どちらかといえば体幹や頸部の伸筋の緊張を増強させ，前方への変位に対して常に抵抗を示し，ブレーキをかけているような

図4　端座位での評価項目（介入前）

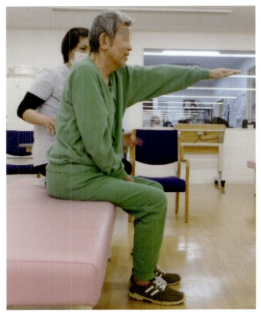

a. 前方へのリーチ動作
体幹の前傾が乏しく，リーチ動作の範囲は23cmであった

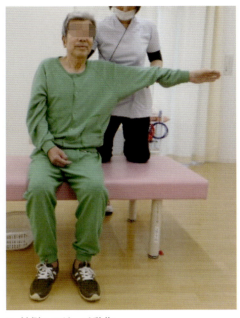

b. 健側へのリーチ動作
体幹の側方移動に乏しく，リーチ動作の範囲は7cmであった

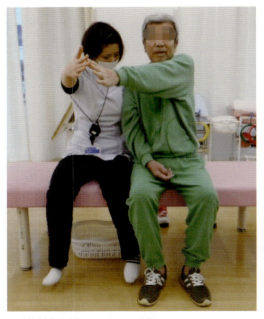

c. 対側（麻痺側）へのリーチ動作
体幹の麻痺側への回旋が困難であり，移動距離は3cmであった。麻痺側からの支持がなければ姿勢を保持できない

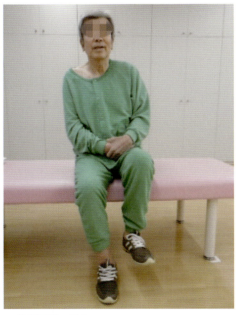

d. 健側下肢の挙上
先行的な麻痺側への重心移動が困難であり，麻痺側後方への転倒リスクがある

様子が観察された．特に胸背部の緊張は強く，健側上肢を空間で保持することに対しても恐怖感を感じていた．

骨盤帯，体幹と連動する前方方向に対する分節的な運動は認められず，全体的に可動性に欠ける一塊になったような姿が印象的である．健側の上肢は，重心移動ができる最大移動距離では大胸筋や小胸筋，広背筋などの緊張感が増強しており，近位に引き付けようという反応が出現していた．身体から上肢全体を離していくリーチ動作に逆行しようという反応から，健側上肢の自由度が低いことが把握できた．

健側方向へのリーチ動作

上肢を外転位に保持させた段階から不安定が増強していたが，そのなかでの側方へのリーチ動作は7cmであった．健側に重心を変位させていたものの，安定性を得ることができる一点で固定していた印象が強く，その点を超えて外側に変位させることに対して極端に恐怖感を訴えた．

麻痺側の骨盤帯が挙上してくるような立ち直り反応も出現しないことから体幹の動揺が目立っていた．健側に変位する重心に対して，麻痺側は骨盤の挙上と肩甲帯の下制により立ち直り反応を形成し，健側は骨盤の支点を軸にして伸び上がるという両側の拮抗する反応が必要であるが，麻痺側の参加が伴わないことにより体幹は不安定性を増していた．

健側の上肢は前方リーチ動作時よりも強固にした大胸筋，小胸筋，広背筋の内部収縮が目立っており，立ち直り反応と逆行する方向に体幹を側屈させていた．

麻痺側方向へのリーチ動作

正中線を交差する麻痺側方向へのリーチ動作は，最も性急で粗雑なものであり移動距離は3cmであった．健側に変位していた重心を麻痺側に移動させることは困難であり，リーチ動作は健側に重心を残した状態のまま，上肢のみの活動によって無理やりなされている印象であった．

体幹や頭頸部の伸筋と健側に側屈させる大胸筋，広背筋などに強い緊張を認め，常に健側に重心を残すような反応を残しながらの活動であるため，骨盤帯と体幹に分節性はまったく認められず，麻痺側方向に姿勢が崩れていく状況であった．麻痺側からの支持がなければ麻痺側方向に転倒してしまうほどであった．

健側の下肢挙上能力

健側の下肢を挙上するうえで要求される能力は，挙上よりも先行して麻痺側への重心移動を行うことである．本症例は安静座位姿勢から健側に重心を変位させ，一点で座位姿勢を固定していることから下肢を挙上することが困難であった．

麻痺側方向への重心移動を，健側の上肢を引き付けるような反応でブレーキをかけているため，支持性と運動性を共存させることができない状態であった．床面と接点を作っていた健側の下肢を挙上させることで，全身の姿勢調節機構は混乱を招き，余計に不安定性が増強していた．健側の下肢は大殿筋やハムストリングスなど床面に対して押し付けるような反応でバランスを保持しようとしていることから，挙上させる際には股関節の可動性を欠き，麻痺側や後方に転倒する状態であった．

食事動作における評価のまとめ

　食事動作では、日常的に利き手として使用していた上肢が麻痺側となっているため、巧緻性に欠ける非利き手を健側として使用することが要求された。骨盤帯や体幹の姿勢調節に制限が加わり、座位バランスが破綻するという不安定ななかで、非利き手である健側上肢を使用することは円滑な摂食行為を阻害することになっていた。健側上肢は、座位バランスを保証するために外部環境に接点を作り、主として引き付けや押し付けなどの筋緊張を増加させることで安定感を得るという、誤った姿勢調節機構として関与していた。

　バランスの一部として関与する上肢の機能を、スプーンや箸を用いて空間で操作するという行為は、バランスに寄与する上肢の機能を抑制することであり、操作する時間と頻度が増すたびに姿勢調節に異常をきたし、体幹や頭頸部は過剰な反応を示すこととなる。この異常な反応は、嚥下や咀嚼筋を姿勢調節のなかに組み込んでしまうことも含まれ、口腔内に取り込んだ食塊の咀嚼・嚥下に関与する嚥下筋が姿勢保持に関与することで、作用性が減弱してしまうことが含まれる。

　食事動作は、体幹と頭頸部、口腔、そして上肢が食塊を介して互いに協調的に作用し、空間で操作するスプーンの移送距離を最短にするように構成されているため、本症例にとって姿勢調節の異常は、これらのすべてに対して制限を与える主たる問題点として捉えられる。

治療介入の具体例

　治療戦略として、
- 姿勢調節としての座位バランスを確立
- 骨盤帯や体幹の安定性を保証させたなかで、健側上肢を食事動作に参加させる運動性を確立
- 食事場面での手と口の協応関係を構築する

という3点に設定した。

姿勢調節としての座位バランスを確立

　空間にて健側上肢を操作するための骨盤帯や体幹の支持性が要求されるが、リーチ動作の結果からも、空間での操作には骨盤帯を前傾位に保持することは困難である。そこで、末梢である手掌面でバランスボールを転がすという課題を設定した。テーブルを拭く動作などのワイピングでは、健側上肢が支持物として外部環境に依存する反応などが出現しやすいので、不安定な外部環境を用意するなどの工夫が必要である。

　また、麻痺側の肩甲帯や上肢は弛緩していることから、重力に抗する筋緊張が存在しないため下方に下げられるなどの非対称姿勢が構築されやすい。構造的にも対称性を維持することが運動を再学習するうえでも重要である。肘や腋窩などで対象姿勢を保持できるような支持物を置いた状態での課題遂行が必要である(図5)。

　操作範囲を拡大させるには、骨盤帯や体幹の抗重力伸展反応が要求されるが、随意的な運動としては動作の遂行が困難であるため、まずは前方方向への課題が望ましい(図6)。骨盤の前傾に適応させた体幹の伸展反応を、他動運動であっても調整することで運動の幅

を感覚的にフィードバックさせる。随意性が出現することが確認できれば徐々に介助量を減少させ，自動介助運動から自動運動に切り替えていく。

　前方への運動から，健側方向，麻痺側方向の側方への課題と難易度を段階的に調節していく（図7）。麻痺側方向への課題は，正中線を超える運動課題であるため，姿勢調節としては困難であることから注意が必要である。健側，麻痺側ともに，前後方向の課題と異なる要素は坐骨への重心移動であり，重心の変位に対して転倒しないように働く立ち直り反応の出現が要求される。

　より骨盤帯と体幹の姿勢調節が複雑になることから，患者にとってはバランスを崩しやすい課題であるとともに，健側上肢での代償が起こりやすい動作である。体幹に対して，

図5　体幹アライメントの補正

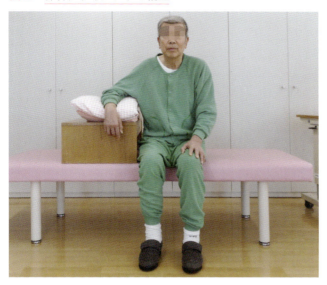

図6　前方方向への介入

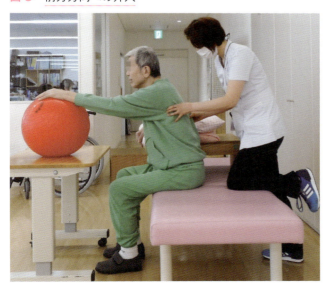

図7　側方方向への介入

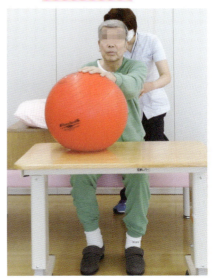

抗重力伸展反応や立ち直り反応などを他動的であっても介助を行いながら，徐々に随意運動を促す必要がある．徐々に介助量を減少させ，随意運動に切り替えていけるように介入するが，健側上肢の代償が防止できているかどうかの評価を同時に確認することが重要である．

■ 骨盤帯や体幹の安定性を保証させたなかで，健側上肢を食事動作に参加させる運動性を確立

健側上肢の末梢を外部環境に接触させない状態でスプーンの操作を行うことが摂食行為であるし，バラエティーに富んだ皿の位置に上肢を操作させることが食事動作である．したがって，健側上肢はバランスを保証するための手段として使用することなく，体幹の支持を得ながら自由にスプーンや箸を操作する運動性として働くことが要求される．

輪入れ課題

輪入れなどの課題は，上肢の運動性を獲得させるためには適した課題である（図8）．前方から開始し，健側方向，麻痺側方向へと順序だって進めていくことが望ましく，常に姿勢調節機構が構築されていることを確認しながら実施する．健側の上肢を空間で操作する際に，座位バランスを保証するために他動的な介助を適宜加えながら実施し，随意運動が出現してきたら介助量を減少させながら進めていく．ポールの位置の設定に関しては，極端に遠い条件では難易度が高く，姿勢を崩しやすくなってしまう．骨盤帯の前傾や，側方の坐骨に向けた重心移動を伴う姿勢調節が保持できる幅から，徐々にいろいろな方向に拡大していくべきである．

輪入れ課題は，ポールに輪を入れることを目的課題として捉えがちであるが，入れた後に正中位に姿勢を戻していく過程も，静的な座位バランスを保証するために必要な課題である．常に体幹筋の筋緊張が姿勢調節を保持できるように誘導することがカギとなる．

輪入れを実施するうえで確認する反応は，健側上肢が運動性として機能を発揮しているかどうかである．求心位に引き付けるような反応や，輪を入れた直後に床などに末梢の手掌面を接触させてしまうような反応は，体幹の姿勢調節機構が不十分な状態であると判断

図8　輪入れ

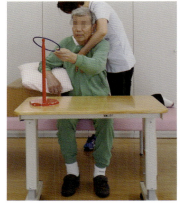
a. 患側

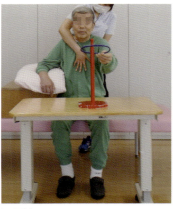
b. 正中

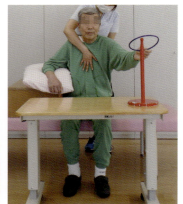
c. 健側

するべきであり，ボールの位置の修正や体幹に対する介助量を増加させるなどの配慮が必要である。

ペグボード課題

健側上肢で実施するペグボードの作業課題は，スプーンを操作するうえで必要な手関節や手指の巧緻性を獲得させるためにも有益な介入である（図9）。輪入れと同様に，骨盤帯や体幹の姿勢調節を促しながら健測上肢の作業活動を促す。これは，積み木の部分に対して母指と示指，中指で対向握りを形成させる巧緻性の獲得には必須の運動項目になる。

まとめ

座位での姿勢調節が障害されたままでは，健測上肢は座位バランスに関与するため過剰な筋活動が出現し，操作を行う距離感や穴に入れる際の前腕や手関節の協調運動が制約されてしまうため，不安定な体幹の支持性に関しては介助を加えながら，徐々に随意運動を促していく必要がある。介助を行う際には，能力が不足している部分のみ介助を加え，可能な限り随意運動と介助のバランスが崩れないように実施する必要がある。

図9　作業活動

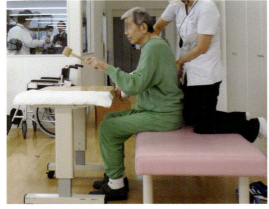
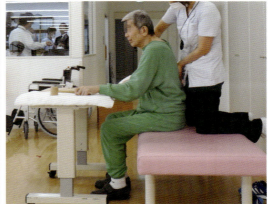

a．トンカチで叩く（近位から遠位への操作）

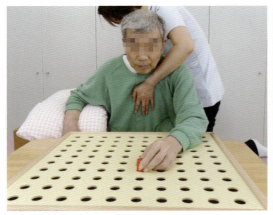
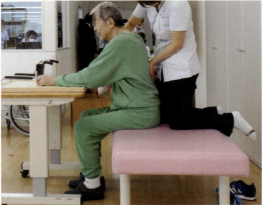

b．ペグボード（近位から遠位への操作）

立位作業課題による姿勢調節機能の再構築

　咀嚼や嚥下機能の改善のために体幹や頭頸部の支持性は必須であるが，安楽な姿勢ではこの部分の支持性はなかなか向上しない。重心の位置を高くする立位姿勢などでの作業課題は筋緊張が高くなりやすいことから，下肢の支持性を加えたなかでの作業活動は体幹，頭頸部の支持性を改善させることができる。

　北村ら[3]が「舌の運動自由度は，発達の経過とともに拡大し，生後6カ月未満では前後方向の運動しか起こせないが，座位が獲得できる頃には上下運動が可能となる。左右の運動は四つ這いでの移動が可能になったときに確立される」と述べているように，舌運動の獲得のためにも体幹の姿勢調節は重要な因子である。したがって，座位での作業場面だけで終えることなく，可能な限り立位での作業課題も加えていく必要がある。

　図10では立位場面でのワイピングを記載している。ここに至るまでに，麻痺側の下肢が荷重に耐えうる状態に仕上げておかなければならない。下腿三頭筋やハムストリングスは痙性が出現しやすい筋であり，慢性的に存在する病的な筋緊張異常は関節の可動性を制限してしまう。足関節の背屈に対する可動域制限が出現する場合では，骨盤が後退し余計に不安定な姿勢を呈してしまうことから，体幹の支持性は減弱してしまう。立位保持が可能な身体構造を維持してもらうために理学療法士との連携が必要であり，身体の機能障害を専門的に解決してもらうことも重要な介入である。

図10　立位でのワイピング

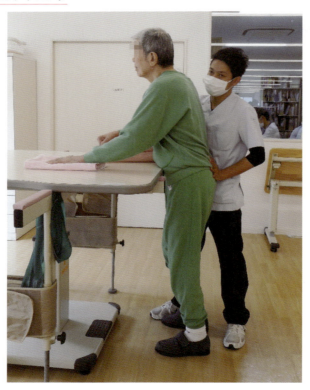

食事場面での手と口の協応関係を構築

実際の食事の場面では，健側上肢が運動性としてスプーンの操作が円滑に実施できるように介入する（図11）。健側上肢で食塊を口腔に移送する際，スプーンに向かっていけるような骨盤帯と体幹が，前傾する反応を保証するための姿勢調節を誘導する。

粘性の低いものと高いものとではスプーンや体幹の操作性も異なってくるなど，多様性に対応できる姿勢調節機構を確立する。また，咀嚼や嚥下に関与する筋が，姿勢保持のために関与していないかどうかの確認も大切であり，開口や咀嚼，嚥下時の運動性や実際に起こるむせ込みなどの確認は必須である。

図11　食事場面での介入

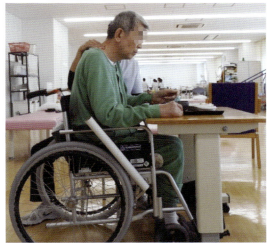
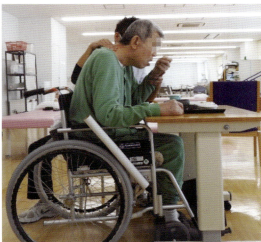
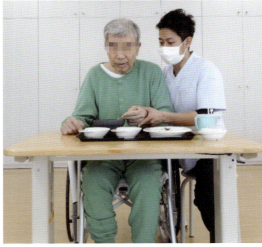
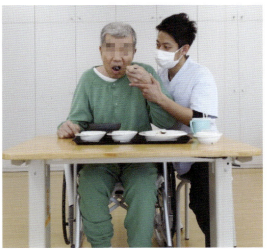

手と口の協応動作の誘導を行い，適切な食事動作の再学習を図る

■ 治療効果

　座位姿勢における健側上肢のリーチ動作は安定性が得られてきた。健側や麻痺側方向へのリーチ動作（図12）でも姿勢が崩れることは少なくなり，移動距離が増大した（前方：23cm→31cm，健側：7cm→21cm，麻痺側：3cm→16cm）。

　健側上肢の自由度が増した背景にあるものは，座位バランスを確立するための姿勢調節機構の改善である。健側をバランスの機関として関与させる必要がなくなっており，骨盤帯や体幹が支持性を得られていることにより，健側上肢は中枢部の安定性を基に自由度の高い運動器官として能力を発揮できるようになっていた。

図12　端座位での評価項目（介入後）

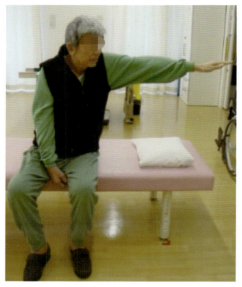

a. 健側方向へのリーチ動作
体幹の側方移動範囲は改善し，リーチ動作の範囲は21cmである

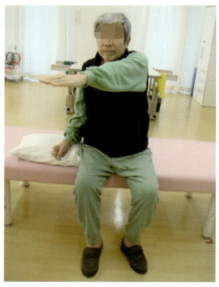

b. 対側（麻痺側）へのリーチ動作
体幹の麻痺側への回旋が改善し，移動距離は16cmであった。麻痺側らの支持がなくても姿勢を保持することが可能である

🍴食事場面の変化

　介入前は，健側の上肢の過剰な筋緊張が目立ち，頭頸部は無理やりスプーンに向かってくるような性急さが認められていたため，食べこぼしやむせ込みが目立っていた。時間の経過とともに座位姿勢の崩れが目立っていたが，作業療法の展開後はほとんどの症状が軽減した。

　健側上肢で扱うスプーンの操作は円滑性が増し，食事行為中に姿勢が崩れるような反応はみられなくなった。スプーンが口腔に近づいてくるタイミングに合わせて，適切な体幹の前傾に合わせた頭頸部の伸展反応が出現し，食べこぼしも減少した（図13）。

　また，嚥下や咀嚼に関与する顎二腹筋や甲状舌骨筋，咬筋なども姿勢保持のために緊張を高めていたが，姿勢調節の改善に伴い開口，咀嚼，嚥下に参加できることでむせ込みの回数が著しく減少した。

図13　食事場面の改善点

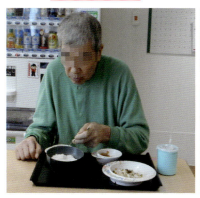
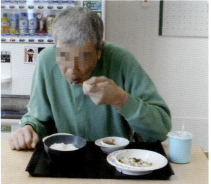

スプーンが口腔に近づいてくるタイミングに合わせて，適切な体幹の前傾に合わせて頭頸部の伸展反応が出現し，食べこぼしが減少した

まとめ

　脳卒中患者に出現する機会が多い片麻痺症状は，発症後の顕著な改善は期待しにくく，特に上肢に関しては下肢と比較してもプラトーに達する時期も早く[4]改善は困難である。このような身体的特徴を有する片麻痺患者に対する食事動作は，健側上肢の活動が主軸とならざるをえない。

　健側であるという固定観念は，運動麻痺が出現しないというイメージを固めており，自由度が高いことから何でも代償ができると思われている印象を強く感じている。実際には，健側でありながらも座位バランスが低下していることから，転倒・転落を回避するためにアームレストを離せない患者などの健側上肢は，健側として自由度の高い活動は困難であると考えなければならない。

　健側上肢の随意性は，自由な運動性を保証するための骨盤帯や体幹など，中枢側の安定性があってこそなしえる活動である。食事動作は，健側上肢を活用する日常生活動作であり，食事に対する自立度の高さはどのような患者においても強い願望を抱いている。

　日常生活動作に対する介入は作業療法士の専門性を発揮しなければならない範疇であり，本稿で述べたような専門的な知見が，すべての患者に適応されなければならない。健側の上肢がバランスを補うために参加することで，頸部筋の活動性が嚥下活動でなく姿勢保持に関与し，これは嚥下に対する機能性を減弱させることになることなどを把握したうえで，姿勢調節機構について具体的な評価と結果に基づく治療介入がなされるべきである。

　作業療法士だけの介入でなく，理学療法士や言語聴覚士，看護師などとも共通の問題意識をもつことが何よりも重要な連携であり，多職種で同じ問題点に対してより具体的な介入が継続できる環境を作っていく必要がある。

● 文献

1) 中川等史：食事に影響する姿勢とその保持－特に発達の視点より－．OTジャーナル 35：13-16, 2001.
2) 小菅久美子：食事の障害とアプローチ．活動分析アプローチ（山本伸一ほか編），第2版，240-245，青海社，2011.
3) 北村清一郎：なぜ「黒岩恭子の口腔ケア＆口腔リハビリ」は食べられる口になるのか，34，デンタルダイヤモンド社，2015.
4) 内田成男ほか：脳卒中における機能予後の試み．理学療法 20 (2)：209-215, 2003.

14章 脳卒中患者における呼吸機能と嚥下の関係性

酒井康成

呼吸中枢と嚥下中枢

呼吸中枢（respiratory center）は延髄に存在し（図1），呼吸運動は延髄腹側の細胞核によって調節されている．また，延髄の上部に存在する橋には呼吸調節中枢（respiratory control center）があり呼吸リズムを調節する．嚥下中枢（swallowing center）は延髄に存在するが，延髄よりも上位の中枢の調節によって嚥下活動全体が遂行される．

この2つの中枢は密集しているため，脳出血や脳梗塞の発症によってお互いに障害を受けやすい．

図1 呼吸中枢（respiratory center）と嚥下中枢（swallowing center）

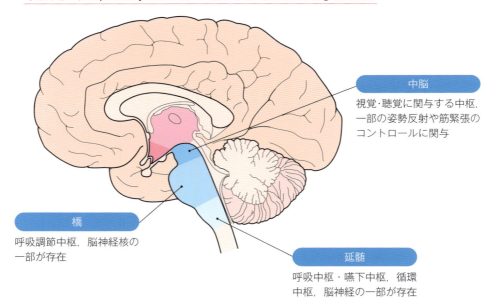

中脳
視覚・聴覚に関与する中枢，一部の姿勢反射や筋緊張のコントロールに関与

橋
呼吸調節中枢，脳神経核の一部が存在

延髄
呼吸中枢・嚥下中枢，循環中枢，脳神経の一部が存在

脳卒中患者における呼吸機能の特徴

呼吸運動に関与する横隔膜や呼吸筋などの構成体は，脳卒中により左右対称性が阻害されると呼吸運動が障害される．脳卒中患者の呼吸機能は，急性期からその後の回復期・維持期までを通して嚥下障害による誤嚥性肺炎を予防するために重要な要素の一つである．

急性期では意識障害や姿勢反射障害など含め，複合的な原因で呼吸機能が低下する．呼吸機能低下は病変部位が脳幹部にない限り中枢性の影響であるとは考えられず，脳幹を中心とした呼吸中枢や呼吸運動の調節を行っている脳領域が障害されると，呼吸抑制や異常

呼吸（図2）が出現する。しかし，肺実質あるいは胸壁運動の器質的な障害や，神経筋疾患による肺拡張が制限されるような拘束性換気障害でない限り，脳卒中片麻痺患者の呼吸機能低下は，発症後二次的に起こっていると考えられる。

これらは過去の脳卒中患者の呼吸機能に関する研究で証明されており，脳卒中急性期患者の呼吸機能低下の原因としては呼吸筋の運動麻痺（麻痺側横隔膜機能低下，麻痺側胸郭の運動制限）による影響や，痙性による胸郭可動性の減少などが明らかとなっている[1]。

一方，回復期や維持期では慢性的な姿勢障害，バランス障害により拘束性換気障害が助長される。脳卒中患者は発症後6カ月を過ぎる頃から胸郭の拘縮により努力性肺活量や吸気量が有意に減少する[2]。慢性的な姿勢障害，バランス障害はその後，胸郭を含めた体幹や頭頸部のアライメント不良を生じさせることから，回復期・慢性期脳卒中患者の問題となる呼吸機能低下の多くは胸郭可動域制限による拘束性換気障害であると考えられる。

脳卒中片麻痺患者は上下肢と手指の運動機能を定量化する機能回復段階（Brunnstrom stage）が，呼吸機能に影響を及ぼす要因となるものと考えられている。Brunnstrom stageと呼吸機能の関係としては，対象者の78.3％は換気障害を有し，そのうち拘束性換気障害（%Vital Capacity；%VC≦80％）を示す患者は54.2％であった。

またBrunnstrom stageの回復とともに拘束性換気障害の割合は減少傾向にあり，予備呼気量（Expiratory Reserve Volume；ERV），予備吸気量（Inspiratory Reserve Volume；IRV）はstageの回復とともに増加する[3]。

以上のことから，片麻痺と呼吸機能には密接な関係性が成り立っており，運動機能のみに目を向けるのではなく，摂食嚥下機能障害に対して介入するためにも呼吸機能と合わせた評価を実施していくことが重要である。

図2　異常呼吸パターン

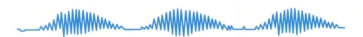

a. チェーンストークス呼吸（Cheyne-Stokes respiration）

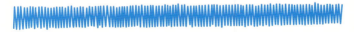

b. 中枢神経性過呼吸（central neurogenic hyperventilation）

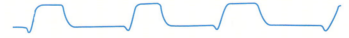

c. 持続性吸息（apneustic breathing）

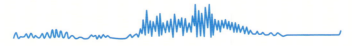

d. 失調性呼吸（ataxic breathing）

脳卒中患者の姿勢の違いによる呼吸機能の変化

　脳卒中急性期の背臥位姿勢では，不適切な姿勢管理により下顎は上を向き，唾液などの流涎物が気道に流入しやすい肢位となる。また頭部は健側へ偏位し，食塊は麻痺側に流入されやすい。座位姿勢では股関節や下部体幹などの支持性が不良であり，低緊張患者では骨盤帯後傾，体幹の前屈姿勢をとる。

　一方，回復期や慢性期には過剰に筋緊張が高まり体幹を伸展させ下肢の伸筋を働かせることで座位姿勢を保つ。その代償として左右の非対称姿勢をとることが多く，脳卒中片麻痺患者の非対称的姿勢が呼吸機能に与える影響も大きい。

　脳卒中患者の姿勢変化が呼吸機能の変化を与えたという報告では，左右非対称姿勢時の%VCが64.8±10.6%であったのに対して，座位姿勢修正後は79.3±118%と有意に増加し，同時に胸郭拡張差も改善している。一方，FEV1.0%は左右非対称姿勢時で75.8±17.6%，座位姿勢修正後は81.3±5.0%と増加はしているが，統計学的に有意な改善は認めなかったとしている[4]。

　脳卒中片麻痺患者に対する介入前と介入後の座位姿勢の一例を提示する（図3・4）。図のように，座位保持が獲得できるような介入により姿勢の不安定性が減少し，換気が改善する。

　片麻痺患者の理学療法に関して，Anonniらは体幹筋の筋トーヌスのコントロール，不良姿勢の調節，協調のとれた呼吸を目標にする[2]ことを強調しており，脳卒中片麻痺患者の不良姿勢の矯正は呼吸機能改善のための重要な要素であるといえる。

図3　脳卒中片麻痺患者の介入前の座位姿勢（右片麻痺）

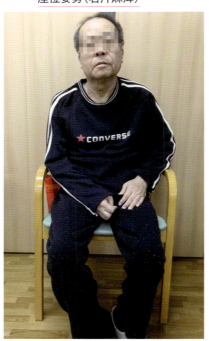

図4　脳卒中片麻痺患者の介入後の座位姿勢

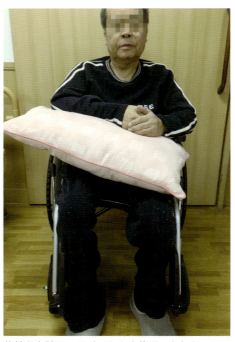

体幹や上肢のアライメントを修正。またクッションなどを利用して左右非対称姿勢を修正

呼吸機能と嚥下機能の関係

呼吸機能と嚥下の関係性

呼吸器系は上気道と下気道に分けられる。上気道は鼻腔、咽頭、喉頭から構成され、下気道は気管から呼吸細気管支までである。そのうち咽頭腔は嚥下の際には食塊の通り道であり、呼吸の際には空気の通り道となることから、解剖学的にも呼吸と嚥下機能は密接に関係するといえる。

息こらえは口腔や咽頭内圧を上昇させることにより嚥下時の力となり、嚥下後の呼気相や咳嗽は誤嚥を防ぐ気道防御機構として働く。食塊の誤嚥時や痰などの分泌物の喀出には咳嗽が必要であるが、咳嗽が随意的に可能か、不随意的(反射的)なものかの評価も必要である。咳嗽は気道浄化作用の意味があるため、咳嗽力を評価することは誤嚥性肺炎を予防するために重要な指標となる。

咳嗽力(Cough Peak Flow；CPF)はpeak flow meterで評価が可能であり、簡便に実施できることから臨床的にも多く用いられている(図5・6)。なお、自己喀痰に必要なCPFのカットオフ値は240L/minである[5]。この評価の意義は、嚥下障害のある脳卒中患者に対して咽頭残留が認められる場合、もし誤嚥をした場合などに自発咳嗽を起こすことで咽頭残留物を除去できるかどうかの判断材料となる。

脳血管疾患、脳卒中患者を嚥下障害あり群と嚥下障害なし群に分類し、咳嗽力(CPF)について比較すると、嚥下障害あり群が有意に低下していた(図7)。またこれらの他にCPFは肺活量と予備吸気量で相関関係が認められた[6]。呼吸機能が低下すると息こらえや咳嗽力が不十分となり嚥下機能が低下すると考えられており、結果として誤嚥性肺炎の発症頻度を高めることになる。

図5 peak flow meter

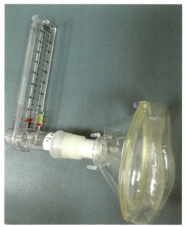

フジ・レスピロニクス社製アセスピークフローメータに呼気ガス分析用のフェイスマスクを接続

図6 咳嗽力(Cough Peak Flow；CPF)の評価

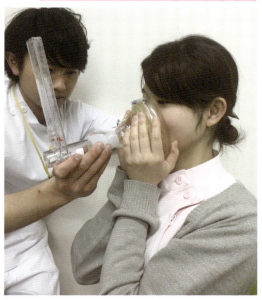

座位姿勢で測定マスクと顔面間のリークに注意する。最大努力下における呼気流速を測定する

発症より6カ月以上経過している当院での慢性期脳卒中患者において，呼吸機能と嚥下機能の調査を実施した（図8）。結果としてはVCとIRVで有意差があり，嚥下障害を有する慢性期脳卒中患者の肺活量および予備吸気量は，嚥下障害がない群と比較し有意に低下していることがわかる。

　ここで注意すべきは脳卒中患者の不顕性誤嚥（silent aspiration）である。silent aspirationは"声帯より下部への食塊の侵入であり，咳や外部の徴候がない"と定義付けされている[7]。脳卒中患者において咽頭部の感覚障害や知覚障害が生じていると不顕性誤嚥の合併が危惧され，二次的合併症リスクを増加させる。下部気道障害や慢性的な感染症，低い熱発や白血球増加症を伴うような脳卒中患者では，不顕性誤嚥を疑うべきである。不顕性誤嚥の医学的マーカーとしては，嚥下後の声の変化（湿性音）や咳の弱化，嗄声などが含まれる。

　以上のことからsilent aspirationの存在も考慮したうえで，誤嚥による誤嚥性肺炎の軽減のために理学療法士（Physical Therapist；PT）による姿勢管理と呼吸機能の改善は必須の事項とされる。

図7 脳卒中患者における嚥下障害の有無および健常者とのCPFの比較

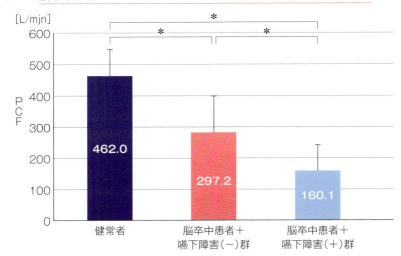

文献6）より一部引用改変

図8 脳卒中患者の嚥下障害の有無と肺気量分画の比較（＊P＜0.05），筆者の研究データより

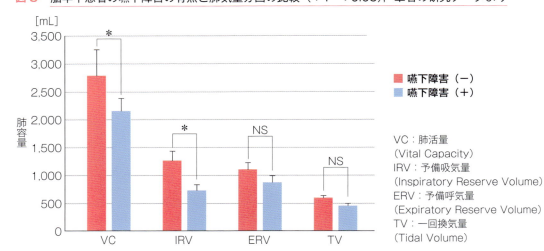

呼吸運動と嚥下の協調性

呼吸運動と嚥下の協調性を評価するには，呼吸数や嚥下のタイミングの評価が臨床指標として用いられている。呼吸回数は12〜20回/分が正常値とされているが，呼吸数が30回/分以上の場合は，呼吸と嚥下の協調性が欠如するため，誤嚥のリスクが高くなり摂食は控えたほうがよいとされている[8]。

これは前述の呼吸機能と嚥下機能の関係にも共通していえるが，1回換気量と呼吸数が肺胞換気量に影響を及ぼし，ガス交換（酸素化）を不効率にさせるためである。解剖学的死腔は成人では150 mLといわれており，分時肺胞換気量は1回換気量と呼吸数から求めることができる（表1）。すなわち呼吸は深くゆっくりした呼吸パターンが効率的である。

また嚥下時に調整する無呼吸状態の形成など，嚥下と呼吸のリズム異常も誤嚥のリスクを高めてしまう。大部分の嚥下運動は呼吸の呼気相に入り呼気相に終わる。嚥下時には嚥下性無呼吸（Swallowing Apnea；SA）が存在し（図9），これは喉頭蓋が蓋の役割を果たすことで気管に食塊が流入するのを防ぎ，嚥下時の誤嚥を防ぐうえで重要な機構である。健常成人の嚥下と呼吸のタイミング・パターン（嚥下・呼吸サイクル）の検討では，呼気 ➡ 嚥下 ➡ 呼気のパターンが多いことがわかっている。

一方，嚥下障害を呈する者は嚥下・呼吸サイクルが崩れる[9]。また脳卒中片麻痺患者における嚥下性無呼吸時間（Swallowing Apnea Duration；SAD）は健常者と比較し有意に長く[10]，さらに誤嚥を生じている脳卒中片麻痺患者のSADは，健常者と比較し約2倍近く延長している[11]（図10）。したがって，呼吸数や呼吸と嚥下の協調性を評価することは重要である。

表1　1回換気量と呼吸数が分時肺胞換気量に与える変化

	1回換気量	呼吸数	解剖学的死腔	分時肺胞換気量
浅く速い呼吸	250mL	30/分	150mL	3,000mL
正常呼吸	500mL	16/分	150mL	5,600mL
深く遅い呼吸	800mL	10/分	150mL	6,500mL

分時換気量＝（1回換気量−解剖学的死腔）×呼吸数

図9　嚥下性無呼吸（Swallowing Apnea；SA）

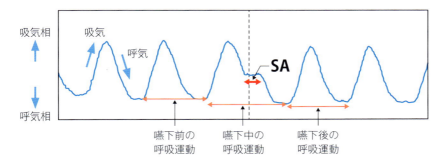

嚥下運動は呼吸の呼気相に入り，呼気相に終わる。嚥下運動が行われると呼吸時間は長くなる

図10 脳卒中患者と健常者の嚥下性無呼吸時間(SAD)の比較

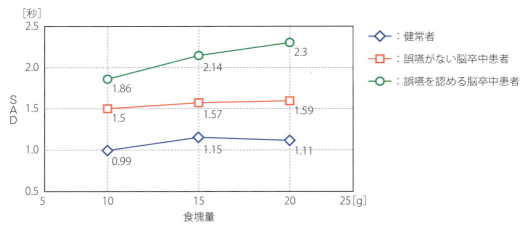

文献11)より一部引用改変

人工呼吸器関連肺炎との関係

　脳卒中患者の超急性期場面ではしばしば生命に関わる呼吸・循環器系障害を合併する。その場合は人工呼吸器により呼吸状態を補助することが必要となる。人工呼吸器関連肺炎（Ventilator Associated Pneumonia；VAP）とは，人工呼吸開始48時間以降に新たに発症した肺炎のことであり，超急性期ではこれらの合併症を予防することが重要である。

予防肢位

　VAP予防に向けた対策としては，2005年にアメリカ胸部疾患学会とアメリカ感染症学会のガイドライン，日本では2008年に日本呼吸器学会からガイドライン・2010年に日本集中治療医学会より人工呼吸関連肺炎予防バンドルが提唱されている。
　これらはVAP発症要因を低減するための予防策として，患者の頭部を30°以上高く保つ頭高位（ヘッドアップ）を推奨している（図11）。また人工呼吸使用患者のVAP予防に関するメタアナリシスでは，半側臥位と背臥位での管理によるVAP発生率の検討をしており，半側臥位姿勢は背臥位よりも有意にVAP発生率が低かったとされている。よってVAP予防に半側臥位45°を推奨している[12]。

人工呼吸器離脱後の嚥下障害

　人工呼吸器使用者には人工呼吸離脱後に発生する嚥下障害がある。その原因として気管チューブによる粘膜障害や，ICU-acquired weaknessの一つである嚥下筋の筋力低下などが考えられている。すなわち呼吸器管理下においても，嚥下機能評価および嚥下リハビリテーションが必要であり，また姿勢管理も重要な誤嚥予防の一つである。

図11　人工呼吸管理下におけるポジショニング

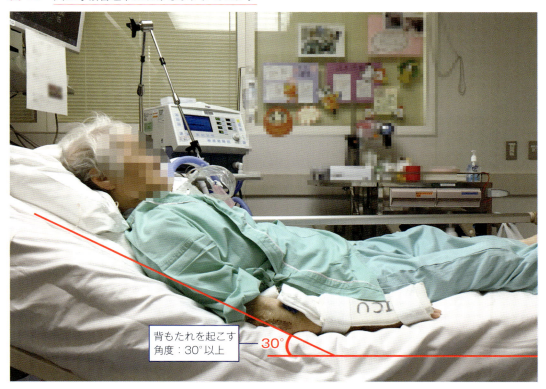

背もたれを起こす角度：30°以上　30°

摂食・嚥下障害患者における呼吸機能評価と呼吸理学療法

　既に述べた通り，呼吸機能評価も摂食・嚥下障害患者の嚥下開始時のリスクを捉えるうえで重要な指標である．特に脳卒中患者はあらゆる原因により摂食・嚥下障害を生じるため，安全面やリスク管理を担保したうえでの摂食行為・練習が必要となる．摂食練習時に必要な呼吸機能評価を表に示す（表2）．

表2　摂食・嚥下リハビリテーション時に必要な呼吸機能評価

1	病態把握	問診，現病歴・既往歴，画像所見，聴診，打診など
2	呼吸機能	呼吸数，胸式または腹式，呼吸パターン（異常呼吸）など
3	酸素化能	経皮的動脈血酸素飽和度（SpO_2）など
4	換気能	スパイロメータなど
5	咳嗽能	Cough Peak Flow（CPF）
6	胸郭可動性	
7	呼吸困難感（安静時・嚥下時）	

これらの呼吸機能を改善，または安定した呼吸パターンを確立させるためには呼吸理学療法が必須となる。呼吸理学療法はPTが行うことのできるアプローチの一つである。対象は多岐にわたるが，摂食・嚥下障害患者においても直接患者に行うことのできるアプローチの一つとされる[13]。

　摂食・嚥下障害における呼吸理学療法の目的は，摂食・嚥下障害に伴う咳嗽反射などの気道防御機構障害の改善や誤嚥食塊や気道内分泌物の喀出，つまり気道クリアランスの改善である[8]。呼吸理学療法により呼吸機能を改善させることで摂食・嚥下リハビリテーションの妨げとなる要因を除くことができ直接嚥下練習に移行することができる。

　主な介入方法には排痰や体位ドレナージ，コンディショニング（呼吸方法の訂正，リラクセーション，呼吸体操，胸郭可動域練習），咳嗽練習などがある。さらには近年，呼吸筋トレーニングが嚥下障害改善に有効であるとされている[14]。また脳卒中患者の姿勢コントロール，姿勢の矯正によって誤嚥性肺炎が予防されることは，多くの研究で明らかとなっている[15]。よって嚥下障害を伴う脳卒中患者に対しては，呼吸状態の改善や呼吸機能の予備能力を高めるべきである。

● 文献

1) De Troyer A, et al.：Function of the respiratory muscle in acute hemiplegia. AM Rev Respir Dis 123 (6)：631-632, 1981.
2) Annoni JM, et al.：Respiratory function in chronic hemiplegia. Int Disabil Stud 12 (2)：78-80, 1980.
3) 尾田 敦ほか：脳卒中片麻痺患者の呼吸機能．理学療法学 11：122, 1984.
4) 玉木 彰ほか：脳卒中片麻痺患者の呼吸機能の検討 －慢性期例の治療効果から－．理学療法科学 12 (4)：187-192, 1997.
5) 山川梨絵ほか：排痰能力を判断する cough peak flow の水準．人工呼吸 27 (2)：260-266, 2010.
6) Kimura Y, et al.：Differences in the Peak Cough Flow among Stroke Patients With and Without Dysphagia. J UOEH 35 (1)：9-16, 2013.
7) Linden P, et al.：Dysphagia: predicting laryngeal penetration. Arch Phys Med Rehabil 64 (6)：281-284, 1983.
8) 太田清人：呼吸からみた摂食機能障害，中山書店，2012.
9) Preiksaitis HG, et al.：Coordination of breathing and swallowing: effects of bolus consistency and presentation in normal adults. J Appl Physiol 81 (4)：1707-1714, 1996.
10) Wang CM, et al.：Integrated non-invasive measurements reveal swallowing and respiration coordination recovery after unilateral stroke. Neurogastroenterol Motil 27 (10)：1398-1408, 2015.
11) Butler SG, et al.：Preliminary investigation of swallowing apnea duration and swallow/respiratory phase relationships in individuals with cerebral vascular accident. Dysphagia 22 (3)：215-224, 2007.
12) Alexiou VG, et al.：Impact of patient position on the incidence of ventilator-associated pneumonia: a meta-analysis of randomized controlled trials. J Crit Care 24 (4)：515-522, 2009.
13) 太田清人ほか：嚥下障害の臨床における各職種の役割と業務内容のガイドライン－チームアプローチへの手引き，日本嚥下障害臨床研究会ワーキンググループ，2003.
14) Park JS, et al.：Effect of expiratory muscle strength training on swallowing-related muscle strength in community-dwelling elderly individuals: a randomized controlled trial. Gerodontology 34 (1)：121-128, 2016.
15) Ohmae Y, et al.：Effect of Posture Strategies on Preventing Aspiration. NihonJibiinkoka Gakkai Kaiho 100 (2)：220-226, 1997.

15章 チームで介入する，脳卒中患者に対する摂食嚥下リハビリテーション

香川健太郎

はじめに

　脳血管障害による嚥下障害は，諸家らの報告[1〜4]より，急性期(40〜70%)から維持期(10%以下)にかけて収束する傾向にある(図1)。このような傾向の背景として，急性期からの意識障害の改善，ダイアキーシス(diaschisis：脳内の病巣により離れたところの脳血流が低下すること)による一過性の仮性球麻痺症状の改善が関係している。一般的に維持期にまで摂食・嚥下障害が残存する患者は，多発性脳梗塞や2回目以降の反対側病変による両側片麻痺(仮性球麻痺)，延髄病変による四肢麻痺や運動失調(球麻痺)などが影響して重度に日常生活動作(Activities of Daily Living：ADL)が低下している患者が多い。

　各時期における嚥下機能に影響する阻害因子は，急性期では意識障害，回復期では身体機能障害や高次脳機能障害，維持期では患者を取り巻く環境などが問題となり，時間経過とともに多様なニーズに対応しなければならない。

　発症後からの活動性を改善させるためには栄養摂取が必要不可欠であり，その入口である摂食・嚥下機能リハビリテーション(以下：リハ)は脳卒中リハの中心となることから，他職種の核となる知識や技術の範囲を超えた幅広い共通の基本的能力をもってアプローチすることが求められる。

図1　嚥下障害患者の推移

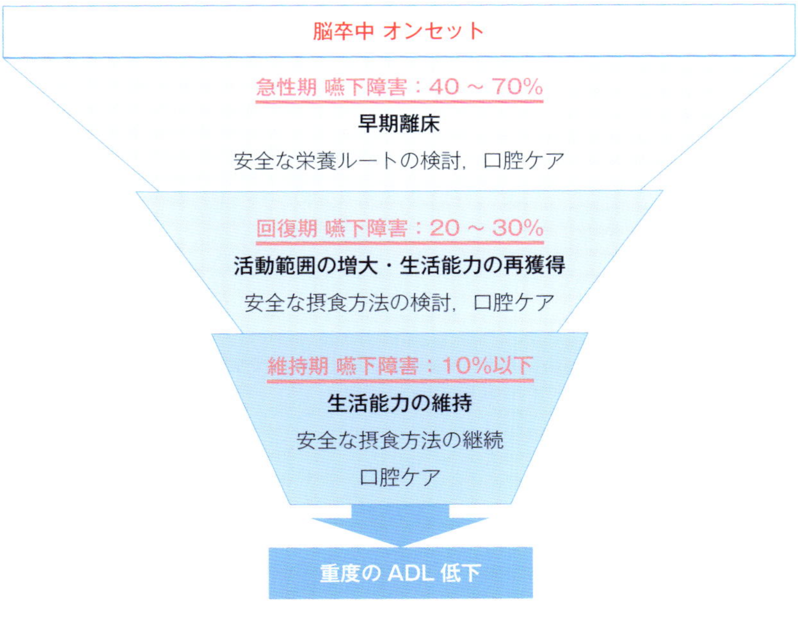

脳卒中 オンセット

急性期 嚥下障害：40〜70%
早期離床
安全な栄養ルートの検討，口腔ケア

回復期 嚥下障害：20〜30%
活動範囲の増大・生活能力の再獲得
安全な摂食方法の検討，口腔ケア

維持期 嚥下障害：10%以下
生活能力の維持
安全な摂食方法の継続
口腔ケア

重度のADL低下

チームアプローチの意義

　脳卒中患者の摂食・嚥下機能の障害は咽頭期が単独で障害されることはほとんどなく，先行期，準備期，口腔期，食道期の各期がさまざまな程度で障害される[5]。咽頭期の嚥下機能は主に仮性球麻痺，球麻痺によって障害されるが，脳血管障害による病態は高次脳機能障害や四肢体幹の筋緊張異常，運動麻痺，感覚障害が咽頭期以外の各期に影響を及ぼし正常な摂食行動を制限するという特徴がある。

　さらに，脳卒中全体の年齢別発生頻度は[6]，最頻値74歳付近をピークにほぼ正規分布しており，加齢による既存の問題点（嚥下・認知機能の低下）も加わり誤嚥や窒息などのリスクをより一層高める（図2）。特に急性期（3日以内）では嚥下障害の発生頻度が高く，いったん誤嚥性肺炎を発症すれば，低栄養による廃用症候群が加速し，離床が困難となり活動レベルの改善度合いも乏しくなる。嚥下障害に起因する誤嚥性肺炎に対して早期から多職種が連携して適切な評価に基づく包括的な介入を行うことで，肺炎の発症が有意に減少し，経口摂取の拡大が得られるとの報告があり，多職種での対応が必要である[1]。

　多様な問題により摂食・嚥下機能が低下することに加えて，急性期，回復期，維持期における身体状況，周囲環境を考慮すると，医師・歯科医師，歯科衛生士，言語聴覚士（ST），看護師（Nrs），栄養士（RD），理学療法士（PT），作業療法士（OT），介護福祉士（CW），在宅支援領域の専門職，ケアマネジャー（CM）等の専門職種の介入が必要である（図3）。また，チームの構成員は専門職としての独自性をもちつつ，患者の状況に合わせて役割を変化させるtransdiciplinaryの概念（図4）に基づいて，PT，OTでも摂食・嚥下に関する知識をもって対応できる知識と技術が求められる[7]。

　以下に，脳血管障害発症後の摂食・嚥下リハにおける共通知識とチームアプローチが必要な主な理由を列挙する。

図2　脳卒中全体の年齢別発生頻度（101,164例）

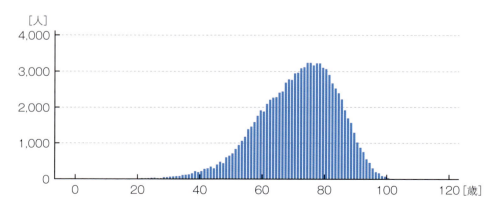

文献6）より引用

図3 各時期における専門職の介入

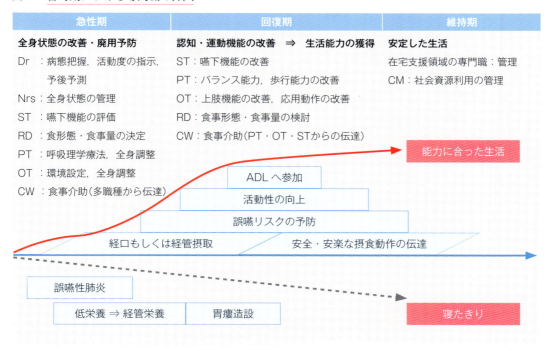

図4 transdiciplinary の概念

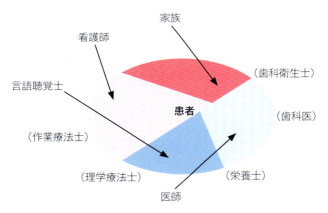

患者の障害という必要性が医療者を動かす

文献7)より引用

摂食・嚥下は局所機能と全身機能で成立

摂食嚥下は，咀嚼・嚥下・顔面口腔機能にあたる局所機能だけでは正常な摂食行動はできない。背景に姿勢調節機構や食事の認識機構などの全身機能が働いていることにより局所機能を十分に発揮することができる。つまり，姿勢調節機構（呼吸機能，上肢体幹の協調性，高次脳機能，バランス能力，下肢の支持性）が骨盤の位置や脊柱アライメントを良好に保ち，さらに，食事に対する認識機構（注意力・認知レベル，食事環境，摂食時の覚醒）が食物の一口量の決定や食欲の増進に繋がることにより，局所機能を十分に発揮することができる。

脳卒中患者では高次脳機能障害による認識機構の低下，感覚障害，筋緊張異常，運動麻痺が影響して姿勢制御機構が低下しやすい。急性期より医師の指示の下，適切な時期と評価によりNrs・PT・OTが協力して離床を促すことは全身機能の改善に繋がり，局所機能の改善に好影響を与える。さらに，急性期から回復期にかけて脳機能の改善度合いにより食事姿勢が異なるため，PT・OT・STが機能的な食事姿勢を検討し，介護福祉士や家族に伝達することも重要である。

誤嚥性肺炎のリスクが高い

脳卒中患者の大半は70歳代以降であり，70歳以上では加齢による筋力低下，靱帯の緩みなどにより喉頭挙上が悪くなり，誤嚥の危険性が高まる[8]。さらに，免疫力や咳嗽能力も低下していることから脳卒中発症前から誤嚥リスクの高い患者が多くを占める。

脳卒中後の合併症のうち，22％を呼吸器感染症が占めており，嚥下障害は肺炎の高リスクと関連し，転帰不良と死亡リスクを増加させるため，経口摂取開始に際して適切な評価が必要である。評価には，後述する嚥下機能スクリーニング検査や嚥下造影検査，内視鏡検査などを適切に行い，その結果をもとに，栄養摂取経路（経管・経口）や食形態を検討し，多職種で連携して包括的な介入を行うことが強く勧められている[1]。

しかし，Langmoreら[9]は，集中治療室における患者を追跡調査し，誤嚥性肺炎には嚥下障害よりも口腔ケアが自立していないこと，多剤を服用していることが関与していたこと報告している。特に重症例では口腔ケアが自立していないことや多剤服用していることが多いため，これら嚥下障害に加えこれらの因子が認められれば，誤嚥性肺炎のリスクが高いと考えられる。口腔ケアが不十分な場合，口腔内の知覚刺激が鈍磨してしまい，正常な嚥下反射を引き起こすことはできないため，Nrs，DT，STが協力して口腔ケアを行うことは重要である。

検査の必要性

誤嚥や嚥下障害の診断には嚥下造影検査（videofluorography；VF），内視鏡検査（video-endoscopy；VE）が標準的な検査として行われ，その異常は誤嚥性肺炎の発症と関連している。嚥下造影などの検査結果に基づき，栄養摂取方法や代償嚥下法検討とその指導を本人や家族に行うことは，誤嚥性肺炎や脱水・栄養障害を減少させ，有効である。

特に，嚥下反射の異常，自発的咳嗽の障害，発声障害，口唇閉鎖不全，National Institutes Stroke Scale（NIHSS）高値，脳神経麻痺は嚥下障害の警告要因である[1]。検査施行前に，STが反復唾液嚥下試験や改訂水飲み試験などを行い，口腔・嚥下機能の評価を行

い，並行して覚醒度，認知面も評価することで，造影剤の形態（固形・半固形）や実際に検査が可能かを評価する．また，事前にPTから座位耐久性や安全な嚥下姿勢に関する情報収集も重要である．

VF検査場面では，機器の取扱いに放射線技師の協力は必須であり，また，誤嚥リスクや複数回の検査による全身状態の悪化に備え，Dr, Nrsの立ち合いも必要である．

これら総合的な結果から，食形態の決定がなされ経口栄養か経管栄養かを決定する．

栄養管理

脳卒中患者のすべてに栄養状態の評価の実施が勧められている．脳卒中急性期では6〜60％の頻度で低栄養を認め，転帰不良因子とされている[1]．また，脳卒中患者の栄養管理の目的は，現存する低栄養の治療，嚥下障害による低栄養に陥る危険性が高い患者の発症予防が重要である．栄養管理の特徴として嚥下障害，運動麻痺，複数の併存疾患（高血圧，糖尿病，脂質代謝異常など），病態・病期の変化に応じて，投与経路や栄養投与量を継時的に見直す必要がある．

VF検査などによる嚥下障害の評価，栄養スクリーニングや栄養アセスメント（Alb値，体重測定など）による栄養障害の評価から，経管栄養か経口摂取かを判断しなければならない．また，栄養士は体重の変動に合わせて

$$必要栄養素＝基礎エネルギー消費量（Harris\text{-}Benedictによる推定式）\\ \times 活動係数（AF）\times ストレス係数（SF）$$

を計算し食事内容を検討する必要がある．特に回復期では身体機能が改善しやすく活動量が増すため，栄養士とPT・OTが必要栄養素について検討を図る必要がある．

上記の通り，チームアプローチは必須であり，リーダーとなる医師の予後予測のもと各職種に指示がなされ，各職種は専門性を発揮しつつ，同じゴール目標に向けて情報共有が実現できていることはきわめて重要である．各職種のゴール設定が異なっている場合，発信される情報が統一されず，現場や患者，家族に混乱を招いてしまう．理想的には各職種が同じゴールに向かい，職種間で情報共有し，ポジティブな要素は実際の参加場面に汎化させ，ネガティブな要素（改善性の高い）に対しては各職種の専門的なアプローチが充実した摂食嚥下リハを提供することができる．

しかし，現実的には医師が常に管理するのは難しく，また，タイムリーなカンファレンスや情報媒体がなく，情報共有が難しい病院や施設も少なくない．もちろん，情報共有を現場で行っていくことは重要であるが，以下に，各職種がtransdiciplinary teamとして成功させるために，各時期の摂食・嚥下リハビリテーションについて整理する．

各時期における摂食・嚥下リハビリテーション

急性期での摂食・嚥下アプローチ

　脳血管障害による急性期では適切な評価の下，廃用症候群の予防のため発症後早期からの積極的なリハビリテーションが強く勧められている。前述のとおり，摂食・嚥下機能は全身機能と局所機能が相互に影響しあって成立しており，早期離床による全身機能の改善は局所機能に好影響を与える。

　患者の食事環境は可変的であり，循環動態や麻痺の改善（脳血腫や脳浮腫の減退・ペナンブラの神経細胞の復活）の度合いに合わせて再調整が必要となる。この時期に集中して他職種の関わりが必要であり，活動量が増す回復期に向けて，食事形態や安全な摂食動作の検討を行う時期である。

口腔ケアとポジショニングの重要性

　急性期リハビリテーションの開始日は3病日以内が74.7％にまで達しており，早期リハビリテーションが浸透している[6]。急性期の脳卒中患者のなかでも特に重度な障害が発症している患者では，安静肢位である背臥位であってもベッドに対して安定を求め，頭頸部を過伸展させていることが多い。その影響で舌骨下筋群の静止張力が高まり舌骨の挙上制限（喉頭閉鎖不全）を起こしやすく，誤嚥のリスクを高める。また，加齢に伴う唾液分泌量の減少に加え，降圧剤や抗痙攣薬，抗うつ薬なども唾液分泌を抑制し，口腔内の乾燥を助長させる。ミュータンス菌や黄色ブドウ球菌などの口腔常在菌が乾燥により増殖し，誤嚥性肺炎や沈下性肺炎のリスクとなる[10]。

　よって，姿勢による喉頭の閉鎖不全や口腔内の常在菌の増殖は誤嚥性肺炎の発症リスクを高め，余計な臥床期間を長引かせる可能性があり，PTが頭頸部の過伸長を回避するようなポジショニングを検討し，OT，ST，Nrs，歯科衛生士が共同して口腔ケアに取り組むことが求められる。また，早期に離床可能であれば，PT・OTによる「洗面台での歯磨き自立」に取り組むことも重要である[11]。

摂食開始の評価

　重度な意識障害や嚥下障害，頭蓋内圧を一定に保つことができない嘔吐が起こりやすい時期以外は，消化管を使用した栄養補給が可能であるため，経口摂取の基準を満たせば早期に経口摂取を検討する（表1）。食事開始時に誤嚥や窒息を予防するために，木佐ら[12]が

表1　経口摂取の基準

- 病状が進行していない
- 重篤な心肺合併症や消化器合併症がなく，全身状態が安定している
- 発熱がない
- 意識声明またはJCS1桁である
- 口腔内が清潔で湿潤している
- 十分な咳嗽ができる
- 少量の水に対して嚥下反射を認め，喉頭がしっかり動く

報告している急性期病院での食形態決定までのフローチャートが参考になり，嚥下機能の検査（咽頭反射の確認，反復唾液飲みテスト，水飲みテスト，VF）をあらかじめ行うことが勧められる（図5）。また，発症後の顔面麻痺の影響で義歯が合わないことが多く，DTによる義歯調整が必要である。

これら，局所機能の評価を基にRDが食形態を決定する。さらに，同時に全身機能の評価も必要とされ，安全で安楽な摂食姿勢についての検討が求められる。これには，PT，OTが，最初はリクライニング座位（ギャッチアップ30°位）から評価を進め，座位の耐久性や上肢の巧緻性などを評価し，徐々に患者の能力に適した食事姿勢を決定していく。

脳卒中患者は，前述の機能障害により頭頸部を過伸展させ嚥下に有利な姿勢を保持できないこともあり，ポジショニングなどの介入も重要である。食事に関する，姿勢，環境，使用物品などの有益な情報は家族やCWへ発信することにより，1日3回の安全な食事摂取をめざす。

経口摂取が困難と判断される患者は急性期（発症7日以内）から経管栄養を開始することが勧められ，1カ月以降も経口摂取困難な状況が継続している場合は，胃瘻での栄養管理が勧められている[1]。経管栄養の場合，口腔からの摂取機会はないが，前述のとおり姿勢による問題や口腔内の乾燥により不顕性誤嚥を生じやすいため，口腔ケアとポジショニングを徹底する必要がある。

図5 急性期病院での食形態決定までのフローチャート

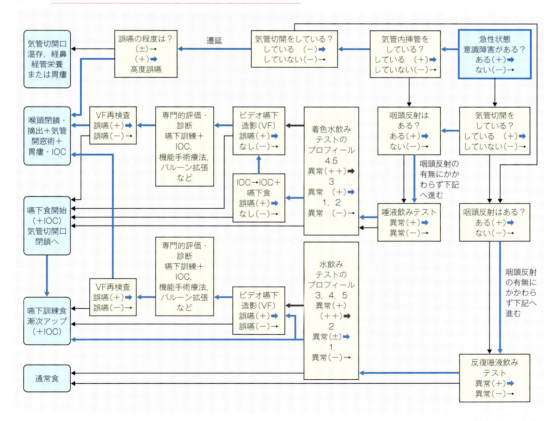

文献12）より引用

介入のポイント
- 誤嚥性肺炎による低栄養は廃用症候群の進行を加速させやすく余計な臥床期間を延長させる。誤嚥性肺炎の予防策として，口腔ケアやポジショニングが重要である。
- 早期離床と並行して，経管栄養から経口栄養への検討が必要となるが，誤嚥や窒息のリスクがあるため，適切な嚥下機能検査を行うことが勧められる。
- 各職種の評価により食事環境や食形態を決定し，介護福祉士や家族に報告することにより，3回/日の安全な食事摂取へ繋げ活動性の増大を図る。

回復期での摂食・嚥下アプローチ

　一般的に，回復期は脳血管障害発症2週間後の時期をさす。急性期に生じた脳梗塞，脳出血後の脳浮腫や脳血腫の減退・ペナンブラに該当する神経細胞の復活により，身体機能の改善が見込める。また，急性期の循環動態の安定を図るための安静は廃用症候群を引き起こしやすいが，この時期は積極的なリハビリテーションにより全身状態の改善が見込める時期でもある。

　発症後3カ月までは皮質間の抑制が解除されること(disinhibition)，代替え出力としての皮質間ネットワークの再組織化(reorganization)が再構築され，残存している皮質脊髄路の機能効率を最大限に引き出すため機能障害の改善度が高くなる[13]。このメカニズムは3カ月をピークとし，6カ月までに消失するといわれており改善は緩やかとなるため，発症後3カ月までは積極的に機能障害改善に向けた介入，3カ月以降は得られた身体機能を生活に汎化させていく介入が求められる。

　各職種が検討した安全な摂食状況(食事姿勢，食形態，食事介助方法)は，院内のNrsやCWに引き継ぐことにより1日3回の栄養摂取を達成させ，患者の活動性の増大を図る。そして，最終的には「継続可能な食事姿勢・食形態」を在宅で介護する家族へ引き継ぐための準備も行わなければならない時期である。

　急性期においても早期に意識レベルの改善や全身状態が良好であれば，以下に紹介する摂食嚥下リハを意識した介入が必要である。

PT・OT・STによる積極的な摂食・嚥下リハビリテーション

　摂食・嚥下リハプログラムに関しては，才藤ら[14]が報告している「摂食嚥下リハビリテーションプログラム」と(図6)，本多[12]の「摂食嚥下能力に関するグレード」(図7)を合わせて参照することにより，重症度に応じた治療の方向性が導きやすい。

　嚥下障害を取り巻く要因と直接的要因からgradeが3段階に分けられ，そのなかでもgrade 3，2はリハ介入に主眼が置かれ，Aの嚥下をとりまく要因に関してはPT・OTが，Bの直接的要因はSTの介入が求められる。以下に，摂食嚥下リハに関わる，身体機能障害に対するアプローチについてPT，OT，STの役割について紹介する。

図6　摂食嚥下リハビリテーションプログラム

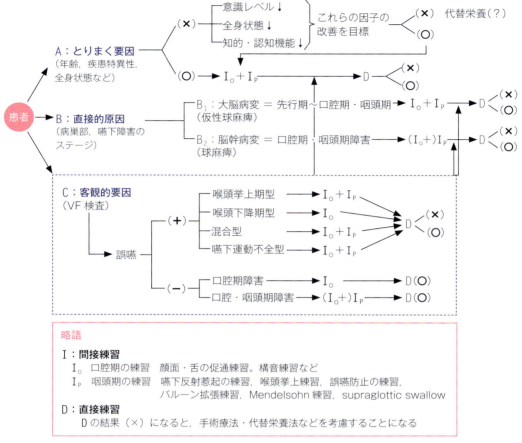

文献14）より引用

図7　嚥下障害の重症度分類

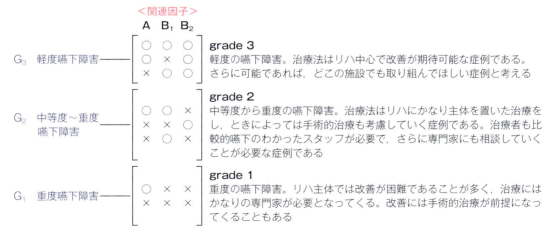

文献12）より引用

PTの役割

　PTの治療目的は，姿勢調節機能の再構築を図ることである（図8）。座位バランスの背景に体幹と骨盤帯を安定させる姿勢調節機構が必要であり，上部体幹，頭頸部，口腔，顔面機能の基盤となり，全期に影響を与える。

　脳卒中患者の座位姿勢は，多様な機能障害の影響で座位バランスが障害され，円背姿勢や頭頸部・体幹の非対称性を強めた姿勢となりやすい（図9）。円背姿勢では舌骨下筋などの嚥下筋が姿勢保持筋として駆動されるため，咽頭期における舌骨の挙上を制限し嚥下効率を低下させる。さらに，非対称性な姿勢は，姿勢調節機構が障害された結果であり，崩れてしまう姿勢の代償機構として健側上肢を支持面に押さえつけるため，先行期に必要な健側上肢の巧緻性を低下させやすい。PTは頸部，体幹，下肢の可動性の改善，重心移動練習，ポジショニングなどにより座位バランスの再獲得を行う（図10）。

図8　PTの治療対象

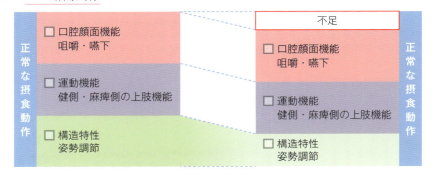

図9　脳卒中患者特有の姿勢（右橋出血）

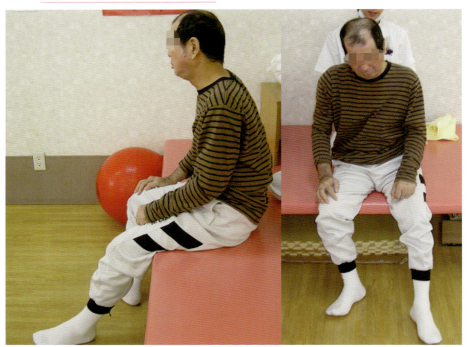

図10　座位バランス練習

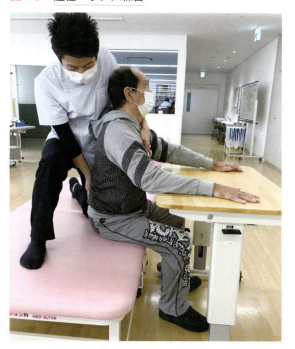

　座位バランスの獲得は，座位耐久性にも影響するため，食事時間と関係する30分以上の座位保持が可能であれば食事姿勢として許可する[12)]。そして，活動性に応じて，RDと必要栄養量の検討を図っていかなければない。嚥下障害をとりまく要因のうち，意識障害などの理由で離床が困難な患者には，呼吸リハビリテーションやポジショニングなどの介入が必要となってくる。

OTの役割

　OTの治療目的は，上肢機能の再構築を図ることである（図11）。先行期での食物を口腔内に近づけるときに，箸やスプーンを水平に保つためには前腕回外-肩関節外旋の協調運動（巧緻性）が必要となる。しかし，前述の通り，崩れてしまう姿勢の代償機構として健側上肢を支持面に押さえつけることにより，肩関節内旋筋である大胸筋や広背筋が過緊張となる。結果，肩内旋筋は筋短縮をきたし上肢の巧緻性を阻害する。OTは座位バランスに加え，ワイピングやリーチ課題を行うことにより上部体幹の機能と上肢の巧緻性の連動を図る（図12）。

　利き手が麻痺側である場合は，Brunnstrom recovery stageがⅤ以上の場合は積極的な介入が必要である。しかし，発症後2週間を超えてstage Ⅳ以下の場合は，健側上肢を箸やスプーンを使用することになり，健側上肢への介入が中心となる。健側上肢への練習では，無理な課題練習は連合反応による麻痺側の頸部筋群（舌骨下筋群の過緊張）を伴うことで舌骨の挙上を妨げてしまい，嚥下効率を低下させるため，配慮して介入を進めるべきである（リーチ課題の順序：同側 ➡ 正中 ➡ 対側）。

　リーチ距離の拡大は食事環境（食器の位置など）に，巧緻性の改善は使用物品選択のため

図11　OTの治療対象

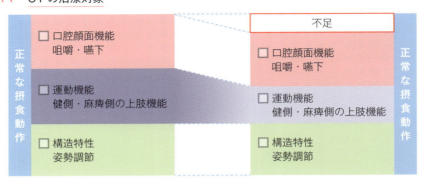

図12　ワイピング練習

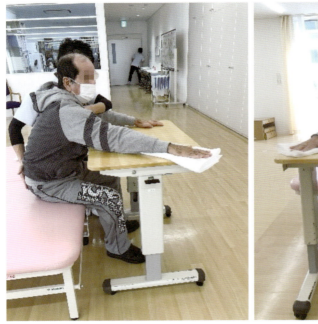
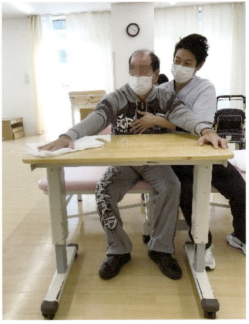

の判断材料となり，患者に適した食事状況を評価し，Nrs，CWへ伝達することが重要である。座位バランスと上肢巧緻性が良好であれば，口腔ケアの一環で「歯磨き」練習も非常に重要な練習である。

STの役割

　STの治療目的は，口腔顔面機能の再構築を図ることである（図13）。準備期・口腔期では口腔顔面機能により，食塊が形成され，食塊を咽頭へ運ぶために顔面筋が口腔内の陰圧を形成し，舌運動により食塊を咽頭へ移送する。口腔顔面機能は発声・発語機能と共通する多く，口腔顔面機能の促通を促す目的で発声・発語練習が有効な治療となる。

　球麻痺患者で嚥下障害を取りまく要因が良好な場合，主に準備期・咽頭期の障害が強いため，発声・発語器官の運動練習，構音練習，発声練習を中心に行う。また，前述のとおり，円背姿勢と非対称性を強めた姿勢では嚥下効率を低下させるため，PTからの姿勢に関

図13　STの治療対象

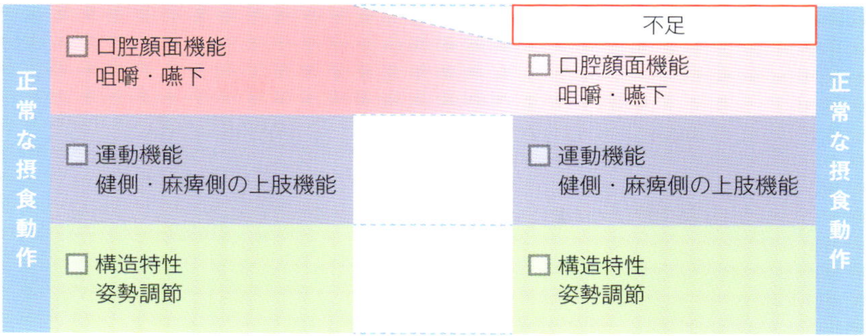

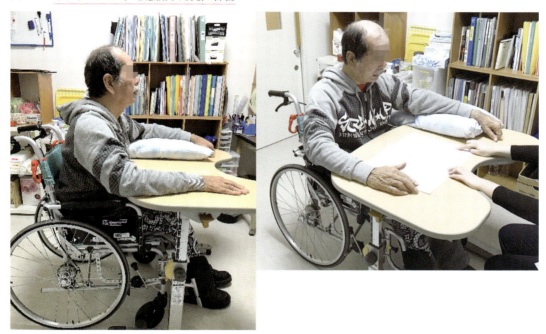

図14　ポジショニングを意識した発声練習

する情報(ポジショニングなど)を基に介入を進める必要がある(図14)。

　一方，嚥下障害を取りまく要因が不良な場合は，離床が困難になる可能性が高く，不顕性誤嚥を防ぐための口腔ケアやポジショニング(安静肢位の検討)が重要となり，上記同様，PT，OTとの共同作業が必要である。さらに，口腔顔面機能の改善に伴い，義歯や食形態の再調整をDTやRDと共同して進める必要がある。

介入のポイント

- 脳卒中発症3カ月まで，摂食嚥下障害を意識した介入がPT，OT，STに求められる。介入から得られた情報は，在宅生活に向けて「継続可能な食事姿勢・食形態」を家族に情報伝達することが重要である。
- 嚥下障害を取り巻く要因が不良な場合，不顕性誤嚥の予防のために口腔ケアが必要となる。

維持期での摂食・嚥下アプローチ

脳血管障害の維持期は発症後6カ月以降の時期をさし，回復期での集中したリハビリテーションで得た摂食・嚥下機能をADLに汎化させて生活（施設・在宅）のなかで機能を維持させる時期である．摂食・嚥下機能を維持させるためには，在宅や施設における介護領域の現状を知ること，病院側からの在宅や施設での継続可能な摂食方法についての情報伝達が重要となる．

伝達される情報で必要となるのが，どうすればできるか（食形態・食事介助・食事環境など），そして，禁忌事項は何かをしっかり伝達することである．この情報の質によって，患者能力に合った摂食動作を維持できるかのカギになる．

摂食・嚥下機能の維持

維持期では嚥下障害を有する患者は10％以下までに収束することから，対象患者数が減少する．居宅支援サービスである訪問リハ，通所リハにおける摂食・嚥下リハの実施率[15]は，訪問リハで全体の3.2％，通所リハで10.5％であり，対象者が少ないことを反映していると考えられる（図15）．

また，施設サービスである介護老人保健施設664施設において[16]，常勤換算で1以下の職種は歯科医師，歯科衛生士，言語聴覚士であり（図16），主に口腔ケア，摂食嚥下リハに関わっている職種は介護福祉士（97.6％）であることから（図17），摂食・嚥下リハに精通している専門職種の配置が少なく，実施率も低い．さらに，回復期では9単位（180分／日）

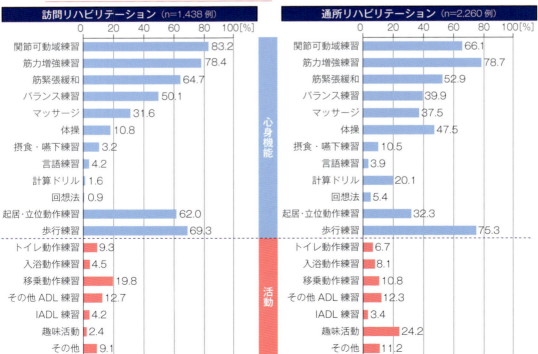

図15 介護保険領域での摂食・嚥下リハの実施状況

出典）平成24年度介護報酬改定の効果検証及び調査研究に係る調査（11）生活期リハビリテーションに関する実態調査報告書
文献15）より引用

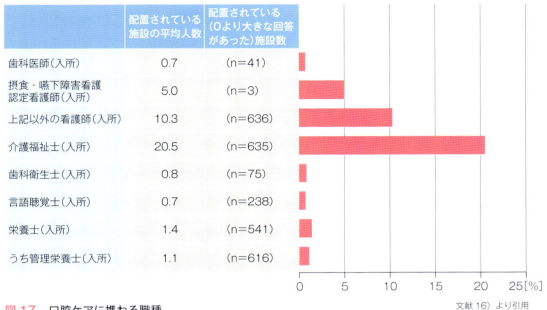

図16　介護保険領域での専門職種の配置

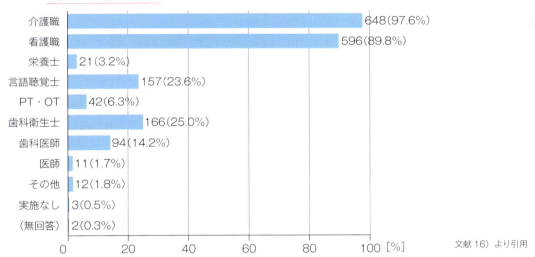

図17　口腔ケアに携わる職種

の濃厚なリハビリテーション介入が認められているが，施設サービスや居宅支援サービスでは，介入時期や介護度による限度額の影響にもよりバラツキはあるが，概ね20～40分/週2～3回となり極端に介入時間が短くなる。

　つまり，維持期では嚥下障害を有する患者が少ないため，介護保険領域における摂食嚥下に関わる専門職の配置が厳しい状況にあること，リハビリテーションの提供時間に限度があることがわかる。回復期リハのスタッフはこの状況を踏まえて，豊富な介入時間を利用して在宅や施設で継続可能な摂食動作に関する情報提供（食事姿勢・食形態・介助方法・食事環境など）を行わなければ，誤嚥・窒息のリスクを高めてしまう。さらにはその影響で低栄養のリスクも高めてしまうため，在宅生活を継続できない。

この条件下で摂食・嚥下機能を維持するためには，介護保険領域で配置割合が高い在宅支援領域のPT・OTが幅広く摂食・嚥下に関する臨床能力が必要であり，継続可能な摂食動作や環境を家族や介護福祉士と共有しなければならない．一方，重度な患者（球麻痺患者，全身状態不良例など）では経管栄養の状態で受け入れることになり，日中の臥床時間が長いため，不顕性誤嚥のリスクが高く，引き続き，口腔ケアや呼吸リハ，ポジショニングなどの知識や技術による対応も必要である．

介入のポイント

- 病院からの情報は，在宅や施設での介護状況を理解して継続可能な摂食方法についての情報伝達が重要である．
- 在宅支援領域ではPT・OTが介入することが多く，摂食・嚥下に関する幅広い臨床能力が求められる．

最後に

摂食・嚥下リハビリテーションは，リハビリテーション医療の核となる領域である．急性期からの回復期にかけてのチームアプローチ，維持期では居宅支援部門の職種や家族への情報のリレーが患者の身体機能を維持・改善させるため，決して単独職種での介入では完結しない．

すべての脳血管障害患者の嚥下障害は改善することはなく，患者の機能に見合ったゴールがある．そのゴールに向かって各職種が，摂食嚥下に関わる幅広い知識を身に着け，職域の特性を生かして摂食嚥下リハビリテーションに関わることが望まれる．

●文献

1) 日本脳卒中学会 脳卒中ガイドライン委員会：脳卒中ガイドライン2015，協和企画，2015．
2) Perry L, et al.：Screening for dysphagia and aspiration in acute stroke: systematic review. Dysphagia 16：7-18, 2001.
3) Kidd D, et al.：The natural history and clinical consequences of aspiration in acute stroke. QJM 88：409-413, 1995.
4) 才藤栄一：脳血管障害による嚥下障害のリハビリテーション．総合リハ 19(6)：16-25, 1991．
5) 奥田澄子ほか：リハビリテーション病院における慢性期摂食・嚥下障害患者の現状．音声言語医学 38：169-175, 1997．
6) 大櫛洋一：脳卒中データバンク2015，32-33，中山書店，2015．
7) 奥山夕子ほか：脳血管障害による重度摂食・嚥下障害に対するチームアプローチ．PTジャーナル 38：277-286, 2004．
8) 古川浩三：老人の嚥下．耳鼻咽喉科・頭頸部外科MOOK No12，145-150，金原出版，1998．
9) Langmore SE, et al.：Predictors of aspiration pneumonia: How important is dysphagia?. Dysphagia 13：69-81, 1998.
10) 内田 学：嚥下障害．脳卒中理学療法の理論と技術（原 寛美ほか編），改訂第2版，471-483，メジカルビュー社，2016．
11) 藤谷順子：オーバービュー －嚥下障害と誤嚥性肺炎．Clin Rehabil 22 (9)：846-852, 2013．
12) 日本嚥下障害臨床研究会：嚥下障害の臨床，第2版，医歯薬出版，48-70，2008．
13) 原 寛美：急性期から開始する脳卒中リハビリテーションの理論とリスク管理．臨床神経 51：1059-1062, 2011．
14) 才藤栄一ほか：脳卒中と重度嚥下障害．総合リハ 22 (11)：943-947, 1994．
15) 社保審-介護給付費分科会：通所リハビリテーション・訪問リハビリテーション の報酬・基準について（案），2014．(http://www.mhlw.go.jp/file/05-Shingikai-12601000-Seisakutoukatsukan-Sanjikanshitsu_Shakaihoshoutantou/0000065195.pdf)
16) 長屋政博：介護施設における摂食・嚥下リハビリテーション，855-862，医歯薬出版，2012．

INDEX

あ
亜急性期のベッド上運動	126
悪液質	10
──の診断基準	11
足関節の背屈制限	59
足台	152
アルブミン	17

い
異化期	9
維持期	189
──の摂食嚥下アプローチ	202
──の脳卒中患者における低栄養の割合	11
異常呼吸パターン	181
異常な嚥下活動	102
異常な姿勢と舌運動の関係	92
一側嚥下を用いる際のシーティング	144
一側性の咽頭麻痺	142
胃への移送	34
医療保険	64
咽頭	
──から食道部への食塊の移動	26
──の挙上	68
──の収縮	68
──の疼痛	30
──の練習	53
──への送り込み	73
──や喉頭, 食道入口部のアプローチ	53
咽頭期	20, 26, 74
──の障害	33
咽頭残留	33
咽頭部の違和感	35

う・え・お
運動麻痺	30
栄養	
──管理	193
──状態の予後予測	15
低──	8, 11
必要──素	193
栄養スクリーニング	13
栄養評価法	13
エネルギー消費量	15
エネルギー摂取	15
エネルギー摂取の過不足	15
エネルギー必要量の算出	15
嚥下	
──と呼吸の密接な関係	26
──に関与する脳神経	25
嚥下運動の異常	28
嚥下関連筋の筋力強化に対するアプローチ	133
嚥下関連筋の作用低下を引き起こすメカニズム	130
嚥下機能と姿勢の関係	156
嚥下経路と重力	74
嚥下困難感	32
嚥下障害	2
──の有無	184
──の患者推移	189
──の原因疾患の割合	65
──の重症度分類	197
──の評価	35
──を引き起こしやすい服薬	36
──を引き起こす基礎疾患	36
軽度──	197
重度──	197
将来の──の予測	6
人工呼吸器離脱後の──	186
体幹機能と──の関連	113
中等度～重度──	197
頭頸部機能と──の関連	129
脳卒中患者の──の病態	29
嚥下スクリーニング検査	39
嚥下性無呼吸	185
嚥下造影検査	42
嚥下第1期	20
嚥下第2期	20
嚥下第3期	20, 22
嚥下動作と姿勢による嚥下筋活動の変化	68
嚥下動作の加齢の影響	75
嚥下内視鏡検査	42
嚥下反射	38, 74
嚥下練習	48, 57
──の意義	98
──の実際	113, 120, 129
病期別の──	130
病期別の姿勢を意識した──	113
嚥下を意識した姿勢調節の方法	104
円背	114, 162
主な死因別死亡数の割合	64
主な死因別死亡率の年次推移	66

か
カーテン徴候	32, 38
臥位	107, 136
──で口唇周囲筋の収縮を促通する	62
発症直後の──	124
介護保険	64
──領域での摂食嚥下リハの実施状況	202
──領域での専門職種の配置	203
介助者の位置	140
咳嗽の練習	56
咳嗽反射	27, 33
咳嗽力	183
改訂水飲み試験	39, 40
回復過程のパターン	3
回復期	4, 114, 130, 189
──での摂食嚥下アプローチ	196
──脳卒中患者における低栄養の割合	11
下顎の筋力増強運動	52
下顎の固定	68
下顎の反復運動	49
下顎の練習	52
各嚥下期における姿勢の影響	70
顎関節運動	91
顎関節の構造	91
各時期における摂食嚥下リハビリテーション	194
各姿勢の組み合わせ効果	79
覚醒度の障害	30

顎二腹筋	123
下垂してしまう口唇	62
仮性球麻痺	32
片側の上咽頭神経麻痺の所見	33
カフ	154
簡易嚥下誘発試験	38
間接訓練（練習）	48, 197
顔面神経	25

き　く

飢餓	8
機会誤嚥	45
機器を用いた検査	42
器質的障害	28
義歯の適合性	38
基礎代謝量	15
機能的障害	28
逆流性食道炎	93
急性期	4, 113, 130, 189
——での摂食嚥下アプローチ	194
——のベッド上練習	125
——病院での食形態決定までのフローチャート	195
急性疾患および損傷に関連した低栄養	9
急性脳卒中患者における低栄養の割合	11
球麻痺	32, 34, 142
仮性——	32
橋・延髄レベルの姿勢反射	83
胸郭, 脊柱の可動性の拡大	160
胸郭の可動性	106
胸骨舌骨筋	123
胸鎖乳突筋	123
——が過剰収縮	123
局所的機能	37, 38
緊張性迷路反射	83
空間認知の障害	88
車椅子の不適合	140, 142
訓練	➡「練習」

け

経口移行加算	64
経口維持加算	64
経口摂取回復促進加算	64
経口摂取の基準	194
経口摂取場面をどのように捉えるべきか	157
傾斜時での開口量	91
痙性麻痺患者	129
軽度嚥下障害	197
頸部	
——アライメントの変化に伴う，嚥下筋の変化	123
——の角度と咽頭・気道・食道の関係	138
——の健側への回旋	136, 142
——の固定	158
——の準備	105
——の立ち直り反応	84
頸部回旋位	142
頸部回旋による効果	143
頸部過緊張	142
頸部過伸展	137, 144
頸部筋緊張の左右差	136, 142
頸部筋群のストレッチ	132
頸部屈曲位	78, 123, 144
頸部伸展位	142
——の危険性	123
頸部前屈突出位	144
頸部聴診法	41
肩甲骨の挙上	158
肩甲骨の支持機構	99
言語聴覚士の摂食嚥下領域での役割	58
検査	
——の必要性	192
嚥下スクリーニング——	39
嚥下造影——	42
嚥下内視鏡——	42
機器を用いた——	42
喉頭閉鎖機能の——	42
検査値	17
健側上肢を食事動作に参加させる	174
健側上肢を代償として使用する	101
健側凸の体幹側屈位	142
健側の下肢挙上能力	171
健側の過剰な努力	121
健側方向へのリーチ動作	171

こ

口腔期	20, 26, 73
口腔器官のアプローチ	48
口腔機能の評価	46
口腔期の障害	32
口腔ケアとポジショニングの重要性	194
口腔ケアに携わる職種	203
口腔内の清潔	38
口腔の感覚	73
口腔問題	45
交差性伸展反射	82
抗重力姿勢	116
口唇	
——と頬の練習	48
——の疼痛	30
——の反復運動	49
——の閉鎖	68
下垂してしまう——	62
口唇周囲筋	62
臥位で——の収縮を促通する	62
喉頭	
——の移動距離が延長	123
——の下降	68
——の挙上	68
——の正中断面	103
——の疼痛	30
——の練習	53
喉頭口閉鎖	27
喉頭閉鎖	74
喉頭閉鎖機能の検査	42
喉頭隆起	40
後方への押し付け	158
後方への体幹の伸展	158
効率の悪い健側上肢での摂食行為	98
高齢者に対する運動と蛋白質との併用	18
声の変化	35
誤嚥	26
——の現状	2
——を防ぐ	26
誤嚥性肺炎	2
——のリスクが高い	192
股関節の屈曲制限	59

207

呼吸機能と嚥下機能の関係
　　　　　　　　　　180，183
呼吸機能の特徴　　　　　180
呼吸機能評価と呼吸理学療法 187
呼吸中枢と嚥下中枢　　　180
呼吸パターンと嚥下運動との
　協調性　　　　　　　　 38
骨盤
　　――の位置調整　　　　110
　　――の前後傾と脊柱の伸展 117
　　――は後傾位で代償　　167
　　――を前傾位とした正中位
　　　　　保持が困難　　　100
骨盤後傾　　　　138，142，145
骨盤後傾位＋頸部伸展　　 69
骨盤正中位　　　　　　　 69
骨盤帯・腰背部の準備　　106
骨盤帯と股関節の分離　　107
骨盤帯や体幹の安定性を保証 174

さ
座位（姿勢）　　　　　　136
　　――が傾斜する　　　　 88
　　――での姿勢調節　　　111
　　――での徒手的頸部筋力増強
　　　　　練習　　　　　　134
　　――の決定　　　　　　152
座位保持
　　――に介助を要する場合 116
　　――の準備　　　　　　108
　　――練習　　　　110，114
　　姿勢調節異常が目立つ―― 88
　　動的な――に移行　　　117
座位バランス練習　　108，199
作業療法の実際　　　　　166
鎖骨窩の陥凹　　　　　　159
左方への方向性注意障害を呈した
　際の環境調整　　　　　143
座面調整　　　　　　　　152
サルコペニア肥満　　　　 13
三叉神経　　　　　　　　 25

し
シーティング　　　　　　136
　　――の方法　　　　　　141

　　――を必要とする原因と対応
　　　　　　　　　　　　142
弛緩性麻痺　　　　　　　120
　　――が座位姿勢に及ぼす影響
　　　　　　　　　　　　121
　　――が食事動作に及ぼす影響
　　　　　　　　　　　　121
　　――が頭頸部機能に及ぼす影響
　　　　　　　　　　　　122
　　――の影響　　　　　　120
時期区分による摂食嚥下障害 3
支持性と運動性の関係性　 87
支持面の拡大　　　　　　160
姿勢
　　――と His 角　　　　　94
　　――と逆流性食道炎　　 93
　　――と頭頸部の運動連鎖 69
　　――における筋緊張の状態 69
　　――の異常と嚥下筋活動 102
　　――の異常と誤嚥　　　103
　　――への介入が不十分な場
　　　　　合に予想される嚥下
　　　　　機能の経過　　　 64
姿勢異常と摂食動作　　　100
姿勢改善を目的とした机上課題
　　　　　　　　　　　　127
姿勢管理が嚥下動態および誤嚥
　に与える影響　　　　　 76
姿勢管理による治療　　　 75
姿勢条件と嚥下筋の活動　103
姿勢調節　　　　　　80，98
　　――としての座位バランスを
　　　　　確立　　　　　　172
　　――のまとめ　　　　　 96
姿勢調節異常が目立つ座位保持 88
姿勢調節異常と顎関節運動 91
姿勢調節異常と舌運動障害 92
姿勢調節異常と摂食嚥下機能 90
姿勢調節障害　　　　　　 30
姿勢バランス　　　　　　 85
姿勢反射の分類　　　　　 82
姿勢不良から予測される嚥下
　機能低下の連鎖　　　　158
持続性吸息　　　　　　　181
舌
　　――後部の挙上　　　　 68

　　――の運動　　　　　　 50
　　――の運動獲得　　　　 92
　　――の運動自由度　　　 92
　　――の運動評価　　　　 39
　　――の挙上　　　　　　 68
　　――の疼痛　　　　　　 30
　　――の反復運動　　　　 51
　　――の偏位　　　　　　 38
　　――の練習　　　　　　 50
失調性呼吸　　　　　　　181
自動介助での頭部挙上練習 133
社会生活環境に関連した低栄養 8
シャキア・エクササイズ 53，54
重心は健側に変位　　　　167
重度嚥下障害　　　　　　197
重度の ADL 低下　　　　 189
準備期　　　　20，23，24，73
　　――の障害　　　　　　 31
障害
　　咽頭期の――　　　　　 33
　　嚥下――　　　　　　　 2
　　覚醒度の――　　　　　 30
　　器質的――　　　　　　 28
　　機能的――　　　　　　 28
　　空間認知の――　　　　 88
　　軽度嚥下――　　　　　197
　　口腔期の――　　　　　 32
　　左方への方向性注意――を
　　　　　呈した際の環境調整 143
　　時期区分による摂食嚥下―― 3
　　姿勢調節異常と舌運動 92
　　姿勢調節――　　　　　 30
　　重度嚥下――　　　　　197
　　準備期の――　　　　　 31
　　将来の嚥下――の予測　 6
　　食道期の――　　　　　 34
　　人工呼吸器離脱後の嚥下―― 186
　　舌運動――　　　　　　 92
　　摂食嚥下――　　　　　 2
　　体幹機能と嚥下――の関連 113
　　大脳基底核の視床下部の―― 30
　　大脳辺縁系の扁桃体の―― 30
　　中等度～重度嚥下――　197
　　頭頸部機能と嚥下――の関連 129
　　脳卒中患者の嚥下――の病態 29

脳卒中患者の座位バランス―― 148
脳卒中患者の姿勢調節―― 80
脳卒中におけるバランスの―― 90
脳卒中の摂食嚥下――の回復過程例 3
脳卒中の病態による摂食嚥下――の特徴 3
抜管後の摂食嚥下―― 30
バランス―― 113
上気道への食物の侵入を防ぐ… 26
上肢の操作によって起こる嚥下筋の変化 157
上部体幹部にウェッジを入れた頭頸部姿勢 131
将来の嚥下障害の予測 6
上腕筋囲 16
上腕筋面積 16
上腕三頭筋皮下脂肪厚 16
上腕周径 16
食塊
　――の移動 26
　――の送り込み 73
　――の形成 73
　――の引き込み 32
　――を口腔から咽頭に移送する 26
食形態の設定 55
食事開始時の車椅子座位姿勢 126
食事介助の位置が高い 142
食事環境 148
食事環境の設定 150
食事時間 35
食事動作 156
　――と嚥下機能の問題点 157
　――における評価 172
　――に伴う座位姿勢の変化 122
　――に伴う重心位置の変動 57
　――の問題点 167
食事場面での手と口の協応関係を構築 177
食事場面の変化 178
食道
　――入口部の拡大 34
　――入口部の練習 54
　――括約筋の弛緩 34
　――の蠕動運動 34, 68
食道期 20, 22, 28, 74
　――の障害 34
食道口の開大 68
食道口の閉鎖 68
食物誤嚥 45
食物テスト 40
食物の運搬 149, 155
食物の侵入を防ぐ 26
食物の把持 154
食欲 30
　――の低下と体重の減少 35
　――の中枢性制御 22
食器の位置 153
神経生理学 22
人工呼吸器関連肺炎 186
　――の予防肢位 186
人工呼吸器離脱後の嚥下障害 186
侵襲 9
身体機能評価 16
身体計測 16
新聞紙のしわ伸ばし 127
心理的原因 28

す

水分誤嚥 45
すくいやすい皿 155
ストローでコップの水を吹く練習 53
スプーン 115
スプリングバランサー 155
滑り止めマット 155

せ

生活期 5
正常嚥下のメカニズム 20
正常な嚥下活動 102
正常な摂食行為 99
成人低栄養の原因 9
生体電気インピーダンス 16
正中位での開口量 91
静的姿勢 104
声門閉鎖 27
咳 35
脊髄レベルの姿勢反射 82
脊柱後彎 138, 142, 145
咳テスト 38
咳反射 38
舌圧子に抵抗した前方突出と挙上運動 50
舌咽神経 25
舌運動障害 92
舌下神経 25
舌骨 40, 123
　――の固定 68
舌骨挙上困難 123
舌骨上・下筋群の正常アライメント 123
摂取動作に伴う姿勢崩れ 162
摂食（動作）
　――開始の評価 194
　――と姿勢 99
　――における上肢の巧緻性と座位バランス 149
　――の適切な姿勢調節機構 91
　――の問題点 150
摂食嚥下（機能）
　――に有利な基本姿勢 141
　――の維持 202
　――の運動様式 22
　――の過程 20
　――は局所機能と全身機能で成立 192
　――評価表 44, 57
　――を問題視する脳卒中のICF 89
摂食嚥下能力のグレード（藤島） 45
摂食嚥下障害 2
　――の質問紙 37
　――の臨床的重症度に関する分類（才藤） 45
　――のリハビリテーション時に必要な呼吸機能評価 187
　――に関与する高次脳機能障害と主な病巣 29
　――に対するチームアプローチ 97
　――への介入の難しさ 63
　――を起こすメカニズム 28
　時期区分による―― 3
　脳卒中の――の回復過程例 3

脳卒中の病態による――の特徴
　　　　　　　　　　　　　　3
　　抜管後の――　　　　　　30
摂食嚥下リハビリテーション 189
　――時に必要な呼吸機能評価
　　　　　　　　　　　　187
　――プログラム　　　　　197
摂食行為（上肢操作）　　　 99
摂食行動　　　　　　　　　22
　――の動機付けの障害　　 30
舌苔　　　　　　　　　　　38
前傾座位　　　　　　　　 116
先行期　　　　　　　　20, 22
　――の障害　　　　　　　30
全身的機能　　　　　　37, 38
全身の機能性に併存する摂食嚥
　下機能　　　　　　　　　95
前方方向への介入　　　　 173
前方リーチ動作　　　　　 169

そ
早期に経口摂取能力を予測　　6
総合的な嚥下能力評価　　　43
操作物の選定　　　　　　153
側臥位　　　　　　　　　　78
側方方向への介入　　　　 173
組織の異常　　　　　　　　28
咀嚼運動　　　　　　　　　23
咀嚼期　　　　　　　　　　20
　――の障害　　　　　　　31
咀嚼中枢の位置関係　　　　24
咀嚼に関与する脳神経　　　25

た
体幹
　――アライメントの補正　173
　――機能と嚥下障害の関連 113
　――機能の改善を目的とした
　　　運動療法　　　　　114
　――の傾き　　　　 138, 145
　――の伸展反応　　　　 109
　――の立ち直り反応　　　84
　――の低緊張が目立った座位
　　　姿勢　　　　　　　100
代償手段　　　　　　　　　55
対称性緊張性頸反射　　　　83

大脳基底核の視床下部の障害　30
大脳皮質レベルの姿勢反射　 84
大脳辺縁系の扁桃体の障害　 30
唾液誤嚥　　　　　　　　　45
高い机の場合　　　　　　151
食べ方　　　　　　　　　　35
痰　　　　　　　　　　　　35
端座位保持能力　　　　　　75

ち　つ
チームアプローチの意義　 190
チームで介入　　　　　　189
チェーンストークス呼吸　 181
窒素平衡　　　　　　　　　10
中枢神経システム　　　　　86
中枢神経性過呼吸　　　　181
中枢性パターン発生器　　　23
中等度～重度嚥下障害　　197
中脳レベルの姿勢反射　　　84
超音波画像診断　　　　　　43
長期療養期　　　　　114, 130
直接練習（訓練）　　　55, 197
つかむ　　　　　　　　　149

て
定位反応のメカニズム　　　70
低栄養　　　　　　　　8, 11
　――のリスク因子　　　　12
　維持期の脳卒中患者における
　　　――　　　　　　　　11
　回復期脳卒中患者における――
　　　　　　　　　　　　 11
　急性疾患および損傷に関連した
　　　――　　　　　　　　 9
　急性脳卒中患者における――11
　社会生活環境に関連した――8
　成人――の原因　　　　　 9
　慢性疾患に関連した――　10
低緊張　　　　　 138, 142, 166
　――患者　　　　　　　 120
　体幹の――が目立った座位姿勢
　　　　　　　　　　　　100
テーブル上の食事動作　　 115
テーブルの位置と摂食動作時の
　　姿勢　　　　　　　　139

テーブルの高さ不適合
　　　　　　　　 139, 142, 150
適切な対象の認知　　　　　71
殿部のずれ　　　　　 142, 146
殿部の疼痛　　　　　　　146

と
同化期　　　　　　　　　　10
道具の把持　　　　　 149, 154
頭頸部
　――機能と嚥下障害の関連 129
　――機能の改善を目的とした
　　　運動療法　　　　　131
　――の回旋　　　　　　　78
　――の過緊張による関節可動域
　　　制限に対するアプローチ
　　　　　　　　　　　　131
　――の肢位　　　　　　144
　――の姿勢保持に対するアプ
　　　ローチ　　　　　　132
　――の代償　　　　　　101
疼痛　　　　　　　　 30, 142
動的な座位保持に移行　　 117
頭部挙上位での頭部屈曲運動 134
頭部挙上練習　　　　　　133
頭部屈曲位　　　　　　　144

な　に
軟口蓋の挙上　　　　　　　68
軟口蓋の練習　　　　　　　52
軟口蓋麻痺　　　　　　　　32
二重エネルギーX線吸収測定法 16
入院肺炎症例における誤嚥性肺
　炎の割合　　　　　　　　65
認知期　　　　　　　　20, 70
　――の障害　　　　　　　30

の
脳幹レベルの立ち直り反応　 90
脳卒中（疾患）
　――後うつ病　　　　　　30
　――全体の年齢別発生頻度 190
　――と肥満　　　　　　　13
　――における栄養介入効果 18
　――におけるバランスの障害 90
　――による姿勢調節異常　86

――の嚥下動作阻害因子　75
――の嚥下動作阻害要因　76
――の現状　2
――の病態による摂食嚥下障害
　　の特徴　3
脳卒中患者
　――と健常者の嚥下性無呼吸
　　時間　186
　――における呼吸機能　180
　――におけるリクライニング
　　座位の有効性　77
　――に生じやすい姿勢　138
　――の嚥下障害の病態　29
　――の座位バランス障害　148
　――の姿勢調節障害　80
　――の姿勢と嚥下　75
　――の姿勢の違いによる呼吸
　　機能の変化　182
　――の摂食嚥下障害の回復過
　　程例　3
脳卒中治療ガイドライン2015　4

は

肺炎　65
　――患者の年齢構成　65
　誤嚥性――　2, 65
　人工呼吸器関連――　186
肺気量分画　184
パサヴァン隆起　68
挟む　149
箸　115
　バネ付き――　154
抜管後の摂食嚥下障害　30
発症直後の臥位　124
発症直後の端座位　124
バランス障害　113
バランスボールを利用した側方
　への重心移動　118
反射の統合レベル　82
　――と姿勢反応の分類　81
反復唾液嚥下試験　40

ひ

鼻咽腔閉鎖　32
低い机の場合　151
非対称性緊張性頸反射　83

非対称性の増強した座位姿勢　87
左凸の側彎　94
必要栄養素　193
評価
　栄養――法　13
　嚥下障害の――　35
　口腔機能の――　46
　呼吸機能――と呼吸理学療法　187
　舌運動――　39
　食事動作における――　172
　身体機能――　16
　摂食嚥下機能――表　44
　摂食嚥下障害のリハビリテーション
　　時に必要な呼吸機能――　187
　摂食嚥下――　57
　摂食開始の――　194
　総合的な嚥下能力――　43
肥満パラドックス　13
病期別の姿勢を意識した嚥下練習
　　113
病期別の嚥下練習　130

ふ

不安定性を代償　167
フィードフォワード機構　22
フィジカルアセスメント　37
吹き戻しを吹く練習　52
福祉用具の活用　153
太柄スプーン　154
踏み直り反応　84
不良姿勢での挺舌　93

へ　ほ

ペグボード課題　175
ベッドアップ姿勢　60
ベッド柵を握って離せない　121
変形スプーン　154
片側上肢支持での前方リーチ　117
保護伸展反応　84
ポジショニングを意識した発声
　練習　201
頬の反復運動　49

ま～も

前もたれ座位　116
麻痺側方向へのリーチ動作　171

慢性期　5
慢性疾患に関連した低栄養　10
右下肢の異常な伸展活動　121
むせ　35
迷走神経　25
迷路の立ち直り反応　84
問診　35
　――のポイント　35

よ

陽性支持反応　82
腰背部の準備　106
予期的姿勢調節機構　71
予後予測　6
　栄養状態の――　15
予測
　姿勢不良から――される嚥下
　　機能低下の連鎖　158
　早期に経口摂取能力を――　6

ら　り

落書き消し　127
リクライニング座位　76
　――角度の違いが誤嚥に及ぼ
　　す影響　77
立位作業課題による姿勢調節機
　能の再構築　176
リハビリテーションの工夫点と
　効果　128
良姿勢での挺舌　93
良姿勢と不良姿勢で変わる舌運動
　　93
良姿勢と不良姿勢における開口
　の差　91
両上肢支持での前傾座位　116
輪状咽頭麻痺　142

れ　ろ

練習（訓練）
　咽頭の――　53
　嚥下――　48, 57
　咳嗽の――　56
　下顎の――　52
　間接――　48, 197
　急性期のベッド上――　125
　口唇と頬の――　48

喉頭の―― ... 53
座位姿勢での徒手的頭部筋力
　増強―― ... 134
座位保持―― ... 110, 114
座位バランス―― ... 108, 199
舌の―― ... 50
自動介助での頭部挙上―― ... 133
食道入口部の―― ... 54
ストローでコップの水を吹く
　―― ... 53
直接―― ... 55, 197
頭部挙上―― ... 133
軟口蓋の―― ... 52
病期別の姿勢を意識した嚥下
　―― ... 113
病期別の嚥下―― ... 130
吹き戻しを吹く―― ... 52
ポジショニングを意識した発声
　―― ... 201
ワイピング―― ... 200
ロールを使用した前方への重心
　移動 ... 117, 118

わ
ワイピング練習 ... 200
輪入れ課題 ... 174

A〜G
ADL ... 2, 120
　重度の――低下 ... 189
Arbibの視覚情報に基づいた手
　の運動制御システム ... 71
BIA ... 16
BMI ... 13, 16
C-反応性蛋白 ... 10
controlling nutritional status ... 17
CONUT法 ... 17
CPF ... 183, 184
CPG ... 23
CRP ... 10
DEXA ... 16
FT ... 40

GSグレードの測定方法と判定基準
　... 39

H〜N
Harris-Benedictの式 ... 15
His角 ... 93
　姿勢と―― ... 94
ICF ... 89
　摂食嚥下機能を問題視する脳
　　卒中の―― ... 89
MNA®-SF ... 13, 14
MWST ... 39, 40
NINDS-Ⅲ分類 ... 3

O〜V
OTの役割 ... 199
peak flow meter ... 183
PED ... 30
PT・OT・STによる積極的な摂食
　嚥下リハビリテーション ... 196
PTの役割 ... 198
pushing ... 88
RSST ... 40
SA ... 185
SAD ... 186
STの役割 ... 200
Takakusakiらの運動プログラムと
　姿勢制御のネットワーク仮説 ... 72
transdiciplinaryの概念 ... 191
TSF ... 16
VE ... 42
VF ... 42

数字
1回換気量と呼吸数が分時肺胞
　換気量に与える変化 ... 185

姿勢から介入する摂食嚥下 脳卒中患者のリハビリテーション

2017年9月1日　第1版第1刷発行
2022年2月20日　　　　　第4刷発行

- 監　修　森若文雄　もりわか　ふみお
- 編　集　内田　学　うちだ　まなぶ
- 発行者　吉田富生
- 発行所　株式会社メジカルビュー社
　　　　〒162-0845　東京都新宿区市谷本村町2-30
　　　　電話　03(5228)2050(代表)
　　　　ホームページ　https://www.medicalview.co.jp

　　　　営業部　FAX　03(5228)2059
　　　　　　　　E-mail　eigyo@medicalview.co.jp

　　　　編集部　FAX　03(5228)2062
　　　　　　　　E-mail　ed@medicalview.co.jp

- 印刷所　シナノ印刷株式会社

ISBN 978-4-7583-1904-1 C3047

©MEDICAL VIEW, 2017. Printed in Japan

・本書に掲載された著作物の複写・複製・転載・翻訳・データベースへの取り込みおよび送信（送信可能化権を含む）・上映・譲渡に関する許諾権は，（株）メジカルビュー社が保有しています．

・JCOPY〈出版者著作権管理機構　委託出版物〉
本書の無断複製は著作権法上での例外を除き禁じられています．複製される場合は，そのつど事前に，出版者著作権管理機構（電話 03-5244-5088，FAX 03-5244-5089，e-mail：info@jcopy.or.jp）の許諾を得てください．

・本書をコピー，スキャン，デジタルデータ化するなどの複製を無許諾で行う行為は，著作権法上での限られた例外（「私的使用のための複製」など）を除き禁じられています．大学，病院，企業などにおいて，研究活動，診察を含み業務上使用する目的で上記の行為を行うことは私的使用には該当せず違法です．また私的使用のためであっても，代行業者等の第三者に依頼して上記の行為を行うことは違法となります．

多職種連携における「姿勢」と「呼吸」の介入をトータルアプローチの視点から紹介

姿勢から介入する摂食嚥下

パーキンソン病患者に対するトータルアプローチ

監修 森若 文雄 北祐会神経内科病院 院長
編集 内田 学 東京医療学院大学保健医療学部リハビリテーション学科理学療法学専攻 准教授

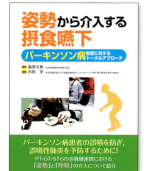

パーキンソン病患者のほとんどに発生する誤嚥を防ぎ、誤嚥性肺炎を起こさせないためのノウハウが詰まった1冊。
実際のリハビリテーション場面（病院、患者自宅など）の写真を多数掲載し、食事時に咽せたり誤嚥を生じている患者に対してPT・OT・STが「いま何が出来てどう改善できるか」をトータルアプローチの視点から具体的に解説。
パーキンソン病の特徴的症状に対する薬物療法や、体重減少を予防する栄養管理などの基本事項をおさえつつ、リハビリテーション関連職種として「安全で機能的な摂食」を実現するための「姿勢」と「呼吸」に焦点を当てた介入を紹介する。

定価 4,950円
（本体 4,500円+税10%）
B5判・256頁・オールカラー
イラスト106点、写真294点
ISBN978-4-7583-2026-9

目次

- 1章 パーキンソン病とは
- 2章 パーキンソン病患者の誤嚥の現状
- 3章 パーキンソン病患者の栄養障害の特徴
- 4章 パーキンソン病の呼吸機能障害と嚥下機能の特徴
- 5章 パーキンソン病に対する嚥下機能評価
- 6章 パーキンソン病に発生する摂食嚥下障害の特徴と評価
- 7章 オン、オフと食事提供の考え方
- 8章 パーキンソン病の摂食嚥下障害に対する多職種連携アプローチ
- 9章 姿勢と呼吸を意識した摂食嚥下障害に対する介入の意義
- 10章 喉頭の位置を意識するポジショニング
- 11章 パーキンソン病の食支援
- 12章 総括

クッションやタオルを用いて嚥下障害を抑制する「ポジショニング」のテクニックをマスターしよう！

姿勢を意識した神経疾患患者の食べられるポジショニング

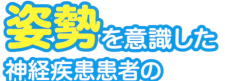
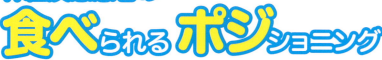

監修 森若 文雄 北祐会神経内科病院 院長
編集 内田 学 東京医療学院大学 保健医療学部 リハビリテーション学科 理学療法学専攻 准教授

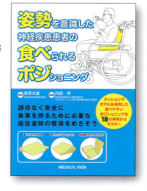

脳卒中、パーキンソン病、脊髄小脳変性症患者を対象とした、クッションやタオルを用いて嚥下障害を抑制する「ポジショニング」のテクニックを中心に、疾患の病態、誤嚥の現状および検査法等について紹介。
姿勢にかかわる理学療法士、食事操作にかかわる作業療法士、食事場面に直接対峙する看護師・介護福祉士など、食事操作にかかわるすべてのスタッフ必携の実践書！

定価 4,180円
（本体 3,800円+税10%）
B5判・164頁・2色刷
イラスト210点、写真90点
ISBN978-4-7583-2014-6

目次

- 第1章 ポジショニングの考え方
- 第2章 脳血管障害片麻痺患者の嚥下障害に対するポジショニング
  - ▶ 弛緩性麻痺患者にみられる嚥下障害
  - ▶ 痙性麻痺患者にみられる嚥下障害
- 第3章 パーキンソン病の嚥下障害に対するポジショニング
- 第4章 脊髄小脳変性症の嚥下障害に対するポジショニング
- 第5章 誤嚥の現状
- 第6章 誤嚥を客観的に検査する方法
- 第7章 姿勢と嚥下から考えるポジショニングの重要性

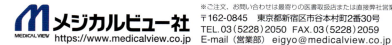

メジカルビュー社
https://www.medicalview.co.jp

※ご注文、お問い合わせは最寄りの医書取扱店または直接弊社営業部まで。
〒162-0845　東京都新宿区市谷本村町2番30号
TEL.03（5228）2050　FAX.03（5228）2059
E-mail（営業部）eigyo@medicalview.co.jp

スマートフォンで書籍の内容紹介や目次がご覧いただけます。